JN127091

必携！

外来での腎臓病診療アプローチ

医療法人社団松和会理事長
順天堂大学名誉教授 **富野康日己**

中外医学社

はじめに

　わが国の慢性腎臓病（CKD）患者さんは，1,300万人を超えさらに増加していると言われています．それに対し日本腎臓学会認定の腎臓専門医は5,777人（2021年5月26日現在）であり，腎臓専門医だけでこれらの患者さんを診ることは不可能です．私はこれまで「かかりつけ医のための腎疾患診療ガイド．日常診療のエッセンスと専門医との連携ポイント」（文光堂）と「専門医が伝える腎臓病診療基本レクチャー」（中外医学社）を刊行し，腎臓専門医と非腎臓専門医との病診連携の重要性と「ふたり主治医診療」の活用について述べてきました．多くの皆さんにお読みいただいたことに感謝しています．

　2019年の暮れから中国武漢市で発症した新型コロナウイルス感染症（COVID-19）は，現在もパンデミックの状態です．COVID-19患者さんの増加は，それ以外の患者さんにも影響を与え医療逼迫の状況にもなっており，オンライン診療の普及・活用が叫ばれています．

　今回，「必携！外来での腎臓病診療アプローチ」を上梓しました．その内容は，第Ⅰ章　症状・症候からのアプローチ　主訴をどうとらえるか？　第Ⅱ章　臨床診断のポイント　外来診療医は，どこに着目すべきか？　どんな検査を行うべきか？　第Ⅲ章　外来診療での臨床診断，第Ⅳ章　外来診療で学ぶべき高頻度の腎臓病　第Ⅴ章　外来診療医が専門医（腎臓，糖尿病，泌尿器）に紹介すべき時期は？　第Ⅵ章　腎臓病（特に，CKD）治療のポイント（管理栄養士やトレーナー不在での栄養食事指導・運動サポートは？　CKDステージ別薬物療法は？　腎機能低下時に注意すべき薬剤と禁忌薬剤，慢性腎臓病（CKD）ステージ別使用禁忌薬剤）の6分野としました．これらの内容は，「ふたり主治医診療」と「腎臓病におけるオンライン診療」に活かしていただけると思っています．オンライン診療は，初診では検査所見がないだけに難しい面もありますが，再診では症状・症候などの変化から診療に活かすことができると思います．しかし，執筆の過不足があろうかと思われますので，皆さまの忌憚のないご意見をお待ちしています．

　最後に，本書の発行にあたりご協力いただいた（医社）松和会管理栄養士　杉村紀子さんと中外医学社の皆さまにお礼申し上げます．

　2021年　盛夏　COVID-19の終息を願って

富野康日己

目次

第Ⅰ章　症状・症候からのアプローチ ―主訴をどうとらえるか？ ………… 1

  1　尿が赤く見えた　1

  2　学校・職場検診で尿潜血反応陽性といわれた　2

  3　血尿が出ていたが，そのうち蛋白尿もみられるようになった．
     その後血尿が消えたのは，なぜ？　3

  4　喉が痛くて発熱した数日後に，真っ赤な尿が出た．なぜ？　4

  5　血尿と蛋白尿がみられ，皮膚に紫色の皮疹が出たのは，なぜ？　5

  6　血尿と蛋白尿がみられ，皮膚に紅い皮疹が出たのは，なぜ？　5

  7　尿に蛋白が出た　6

  8　尿に糖が混じった　6

  9　血清クレアチニン値が高い　7

  10　高血圧と腎臓病　9

第Ⅱ章　臨床診断のポイント ………………………………10

  1　腎臓病の診断で外来診療医は，どこに着目すべきか？　10

  2　腎臓病の診療で外来診療医は，どんな検査を行うべきか？　17

    A．尿検査の読み方　17

    B．血液検査の読み方　21

    C．腎・尿路画像の読み方　41

第Ⅲ章　外来診療での臨床診断 ………………………………43

    2大臨床分類　43

    主な腎臓病　43

第Ⅳ章　外来診療で学ぶべき高頻度の腎臓病 ······················ 45

　1　急性腎不全（ARF）から急性腎障害（AKI）へ　45
　2　慢性腎臓病（CKD）とは？　46
　3　糖尿病性腎臓病（DKD）とは？　50
　4　IgA 腎症（so called Berger 病）とは？　52
　5　高血圧性腎硬化症（hypertensive nephrosclerosis）とは？　56
　6　ループス腎炎（lupus nephritis）とは？　57
　7　多発性嚢胞腎（polycystic kidney disease: PCKD）とは？　59
　8　ネフローゼ症候群（nephrotic syndrome）とは？　61
　9　尿細管・間質性腎炎とは？　65
　10　痛風腎 gouty nephropathy（urate nephropathy）とは？　66
　11　中毒性腎障害 drug-induced nephropathy（薬物，重金属）とは？　67
　12　尿細管性アシドーシス renal tubular acidosis（RTA）とは？　69

第Ⅴ章　外来診療医が専門医に紹介すべき時期は？ ·············· 71

　1　腎臓専門医への診察依頼　71
　2　糖尿病専門医への診察依頼　74
　3　泌尿器科専門医への診察依頼　74

第Ⅵ章　腎臓病（特に，CKD）治療のポイント
―基本的治療：栄養・運動・薬剤― ······················ 75

　1　管理栄養士不在での栄養食事指導は？　75
　2　トレーナー不在での運動サポートは？　83
　3　CKD ステージ別薬物療法は？　86
　4　腎機能低下時に注意すべき薬剤と禁忌薬剤　93
　5　慢性腎臓病（CKD）ステージ別使用禁忌薬剤　94

参考とした教科書・解説書 ··· 96

索引 ·· 97

第Ⅰ章
症状・症候からのアプローチ
―主訴をどうとらえるか？

1. 尿が赤く見えた

1) これを肉眼的血尿というの？

尿の色は，ウロクロムとよばれる物質（赤血球が分解されてできたビリルビンが腎臓で代謝されて生成されるもの）の色素とウロビリンによって淡黄褐色（麦わら帽子の色）に見える．それに対し，「尿が赤く見えた」というのは肉眼的血尿（macroscopic hematuria）である可能性が高く，尿1Lに1mL以上の血液が入っただけで赤く見えるといわれている．肉眼的血尿では，赤血球が含まれるため煙状の混濁（smoky urine）がみられ，遠心すると沈殿する．しかし，その他にも尿が赤く見えるいくつかの原因がある．肉眼的血尿のように尿が赤く見えるものにヘモグロビン尿やミオグロビン尿があるが，これらは均一で遠心後の沈殿はみられない．尿潜血反応は陽性を示す．ポルフィリン尿（ポルフィリン症：ヘムの産生に関わる酵素の欠損により生ずる疾患群：指定難病254）でも尿は赤く見えるが，紫外線を当てると赤紫色の蛍光色，ときにブドウ酒色を呈する．

2) 薬の影響は？

検査薬や服用する薬剤によっても尿が赤く見えることがある．例えば，PSP（フェノールスルホンフタレイン）試験（現在は，行われていない）後の尿や大黄，センナ，アロエ，リファンピシン，フェノバリン，アンチピリン，サルファ剤などの服用後の尿でも肉眼的に赤く見えることがある．

3) お腹が痛い．なぜ？

「尿が赤く見えた」ことと「お腹が痛い」ことを一義的に考えると，この原因として腎・泌尿器系の基質的病変が考えられる．つまり，結石や腫瘍が疑われる．「尿が赤く見えた」と「お腹が痛い」が現れたときの時間差を確認する必要がある．例えば，お腹が痛くなってから真っ赤な尿が出たのかなどである．お腹とい

っても腹部正面か側腹部なのか，また痛みの移動や放散痛の有無についても確認する.

「尿が赤く見えた」ことと「お腹が痛い」こととは無関係で，偶然症状が合併した場合には，両方の原因検索をしなくてはならない.

4) 尿に小さな赤い塊が出た. なぜ？

尿中に小さな赤い塊と混濁尿がみられることがあるが，その原因になるものとして多くのものがあげられている. それは，尿酸塩や炭酸塩，リン酸塩，膿汁（細菌），シュウ酸塩，尿酸，ムチン，精液，乳び尿，脂肪尿などである. それらの物質が核になって塊をつくり，赤血球とともに尿中に排泄されることがある. つまり，結石が排出された可能性が考えられる（1 cm 未満の結石では自然に排泄されることが多い）. また，糖尿病での腎乳頭からの壊死組織（papillary necrosis）であったり，尿管・膀胱・尿道の癌組織であることもある. 腎・尿路結石では結石の成分分析が，またその他の疾患であれば組織診断や細胞診が鑑別に役立つ. 著者は，外来診療の場で「尿に小さな赤い塊が出た！」という訴えで，細胞診・超音波検査・CT 検査を行ったところ尿管癌であった患者を経験している.

2. 学校・職場検診で尿潜血反応陽性といわれた

1) 尿沈渣に異常がないのに，どうして？

学校・職場検診での尿検査では，定性・半定量検査法として試験紙法が広く使用されている. 最近，わが国では年間約 1 億 7 千枚の尿試験紙が使用されている. その試験紙法のなかに尿潜血反応があるが，これはヘモグロビン（Hb）の有するペルオキシダーゼ様反応を応用したものである. 試験紙に含まれている過酸化物を Hb のもつペルオキシダーゼ作用により分解し，生じた活性酸素により試験紙に含まれている色原体（無色）を酸化型色原体（発色）とする方法である. 筋肉の挫滅などでできるミオグロビン（挫滅症候群: crush syndrome）もペルオキシダーゼ様活性を有するため，尿潜血反応は陽性を示す.

尿沈渣赤血球異常なし・潜血反応陽性の場合: 尿が古い場合や高度のアルカリ性尿，低張尿，ヘモグロビン尿，ミオグロビン尿，高度の細菌尿，高度の白血球尿（膿尿），精液の混入，過酸化物（オキシドールなど）の混入，沈渣赤血球の見落としが考えられる.

JCOPY 498-22476

2) 尿沈渣に異常ありは，顕微鏡的血尿？
　時々その量が増えるのは，なぜ？

　尿沈渣（urinary sediment）を鏡検し400倍強拡大（high power field: HPF）で1視野（HPF）5個以上の赤血球（red blood cell: RBC）を認めた場合（RBC 5個以上/HFP）には，顕微鏡的血尿（microscopic hematuria）と診断される．時々その量が増える理由については，糸球体腎炎で上気道炎（咽頭炎，扁桃炎などの感染）後に肉眼的血尿が出現したり，顕微鏡的血尿の程度が高度になることも知られている．感染症（上気道炎）が改善すると血尿の程度も徐々に元の状態まで軽快することも経験する．

　最近，特別な感染症がみられないにも関わらず時々顕微鏡的血尿が強くなる（肉眼的血尿はみられない）患者を経験した．中年の男性であったので尿細胞診を行ったところ早期の膀胱癌であり，泌尿器科で治療をお願いし完治された．

3. 血尿が出ていたが，そのうち蛋白尿もみられるようになった．その後血尿が消えたのは，なぜ？

　血尿の原因には，図1 に示すように多くの疾患や病態が含まれている．それらの中で重要なのが糸球体腎炎である．慢性糸球体腎炎のうちわが国で高頻度に発症するIgA腎症では，この設問のような経過を示す．IgA腎症は健康診断や学校・会社検尿で血尿として発見されるが，多量体（糖鎖異常）IgA1免疫複合体の糸球体メサンギウム領域への沈着から細胞浸潤（糸球体外から糸球体内へのリンパ球・単球/マクロファージの浸潤），メサンギウム細胞の増殖（増加），糸球体細胞外基質の増生・拡大，糸球体上皮細胞（ポドサイト）の喪失から糸球体硬化へ進展した結果として蛋白尿が認められるようになる．しかし，糸球体硬化性病変が高度になると血尿は消失し蛋白尿単独となるが，これは腎機能低下を起こしつつある状態であり，糸球体濾過量（glomerular filtration rate: GFR）も徐々に低下してくる．

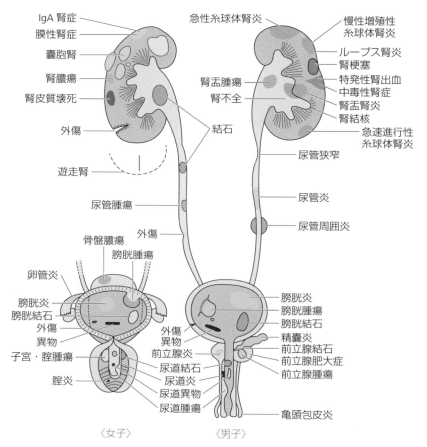

図1 血尿をきたす疾患

糸球体腎炎をはじめ多くの疾患が血尿の原因となる.
（伊藤機一，富野康日己．症例から学ぶ尿検査の見方・考え方　第3版．東京：医歯薬
出版；1996．p.29）

4. 喉が痛くて発熱した数日後に，真っ赤な尿が出た. なぜ？

　急性上気道炎（咽頭炎・扁桃炎・喉頭炎）に罹患し咽頭痛や発熱が現れた後（7
〜14日後）に，突然血尿（肉眼的血尿含む）や蛋白尿（軽度），浮腫，高血圧が
現れる疾患群がある．これは，急性腎炎症候群と急速進行性腎炎症候群である（後
述，p.43参照）．急性腎炎症候群では，溶連菌感染後急性糸球体腎炎が代表的疾
患である．また，急性腎炎症候群と同じような発症様式であるが急激に腎機能の

JCOPY 498-22476

低下をきたし急性腎障害（acute kidney injury: AKI）に進行する急速進行性腎炎症候群もみられるので，腎機能の変化と経過には十分な注意が必要である．

5. 血尿と蛋白尿がみられ，皮膚に紫色の皮疹が出たのは，なぜ？

　血尿と蛋白尿がみられる患者で，発症と同時に，あるいは感冒や薬物服用をきっかけとして遅れて皮膚に紫色の皮疹（紫斑　purpura）が認められることがある．これは，皮下の小血管に炎症（血管炎）を起こした IgA 血管炎（旧称：Henoch Schönlein purpura 腎炎）で認められる．その血管壁には IgA の顆粒状沈着がみられる．

6. 血尿と蛋白尿がみられ，皮膚に紅い皮疹が出たのは，なぜ？

　皮膚に紅い皮疹（紅斑　erythema）が出て全身性エリテマトーデス（SLE）の診断基準に一致し血尿と蛋白尿がみられる場合には，ループス腎炎が疑われる 表1．免疫複合体の沈着による血管炎と思われる（後述，p.57）．

表1　全身性エリテマトーデスの診断基準

① 顔面紅斑
② 円盤状皮疹
③ 光線過敏症
④ 口腔内潰瘍（無痛性で口腔あるいは鼻咽腔に出現）
⑤ 関節炎（2 関節以上で非破壊性）
⑥ 漿膜炎（胸膜炎あるいは心膜炎）
⑦ 腎病変（0.5 g／日以上の持続的蛋白尿か細胞性円柱の出現）
⑧ 神経学的病変（痙攣発作あるいは精神障害）
⑨ 血液学的異常（溶血性貧血または 4,000／mm³ 以下の白血球減少または 1,500／mm³ 以下のリンパ球減少または 10 万／mm³ 以下の血小板減少）
⑩ 免疫学的異常（抗 2 本鎖 DNA 抗体陽性，抗 Sm 抗体陽性またはリン脂質抗体陽性，抗カルジオリピン抗体，ループスアンチコアグラント，梅毒反応偽陽性）
⑪ 抗核抗体陽性

［診断の決定］
　上記項目のうち 4 項目以上を満たす場合，全身性エリテマトーデスと診断する．

（自己免疫疾患に関する調査研究班．2020）
（難病情報センターホームページ（https://www.nanbyou.or.jp/entry/215）2021 年 8 月現在からの転載）

7. 尿に蛋白が出た

1）尿が細かく泡立って，なかなか消えないのは，なぜ？

　勢いよく排尿すると尿の著しい泡立ちがみられることは，誰でも経験することである．それは，正常な尿にも胆汁酸が少量含まれているために健常者でも尿の泡立ちがみられるとされている．そうした泡を見ていると「プツン！　プツン！」と消えていくのが普通である．トイレ洗浄剤（界面活性剤）が入っていたため，尿が大変泡立ち外来を受診された方がおられた．したがって，尿の泡が多いだけですぐに病的とはいえず，尿定性検査・定量検査を行う必要がある．一方，ネフローゼ症候群での高度の蛋白尿や肝疾患でのビリルビン（胆汁色素）尿は，それらの尿の表面張力が増えることから，なかなか消えない細かな泡を認めることが多い．「今朝は泡立った尿だったので，きっと蛋白が増えているよ」とか，「細かな泡が出始めてきたのでネフローゼの再発かな？」という患者に出会うことは多い．

2）むくんでいるのは，なぜ？

　むくみ（浮腫 edema）とは，血管外の間質（組織）に余分な水分，あるいはムコ多糖類が蓄積した状態である．顔面や上・下肢での観察は容易であるが，内部臓器（消化器など）では水様性下痢などの症状がみられるだけなので，その評価は難しい．水分のたまりが強く指で 10 秒程度押すと引っ込んでなかなか元に戻らない「圧痕性浮腫（pitting edema）」とぽちゃぽちゃしたお菓子のマシュマロのような柔らかくて引っ込まない「非圧痕性浮腫（non-pitting edema）」が認められる．圧痕性浮腫はネフローゼ症候群やうっ血性心不全，肝硬変症などでみられ，非圧痕性浮腫は皮下組織へのムコ多糖類の蓄積によるもので甲状腺機能低下症に特徴的である．

8. 尿に糖が混じった

1）血糖が高いので糖尿病？

　「尿に糖が混じった」状態は尿糖と表現するが，尿糖にはブドウ糖尿やガラクトース尿など多くのものがある．一般に尿糖といえばブドウ糖尿（glucosuria）

JCOPY 498-22476

を指している．腎臓でのブドウ糖排泄閾値は 160〜170 mg／dL 前後であり，もし血糖値がこれを超えると尿中にブドウ糖が排泄される．生理的にも 1 日当たり 200 mg 前後の糖を尿中に排泄するが，通常の検査では検出されない．血糖が高く尿糖が陽性になる（高血糖性糖尿）のは，主として糖尿病である．また，膵炎や Cushing 症候群，褐色細胞腫（副腎髄質腫瘍），甲状腺機能亢進症，脳圧亢進症（脳腫瘍，脳内出血），副腎皮質ステロイド薬の大量投与などでも高血糖性糖尿がみられる．しかし，健常者でも過食後やブドウ糖静注後，高度の精神的ストレス，胃切除後では一過性（食後）の尿糖をみることがある．

2）血糖は正常だけど糖尿病？

　血糖は正常値だけれどブドウ糖尿を示す疾患（非高血糖性糖尿）に腎性糖尿（ブドウ糖再吸収閾値の低下による）や腎障害（腎不全），Fanconi 症候群，腎毒性薬物投与後などがある．妊婦は妊娠後期に生理的な尿糖陽性を呈するが，これはブドウ糖排泄閾値の低下によるものである．これらは糖尿，あるいは尿糖陽性と表現するが，糖尿病とはいえない．

9. 血清クレアチニン値が高い

1）尿所見に問題がないのは，異常なし？

　尿所見に異常（蛋白尿，血尿，円柱尿など）はみられないが血清クレアチニン（s-Cr）のみが高値を示す患者を経験することがある．血清クレアチニンの測定は，腎（糸球体）機能を知る検査の一つである．クレアチニンは，筋肉中のクレアチンから産生され腎糸球体から濾過される物質である．したがって，尿所見に問題がなくても筋肉から血中へのクレアチニンの逸脱があれば高値となる．こうした場合は，腎外性因子の関与と考えて検査時期を変えて再検査するとともに，腎外性因子の影響を受けない血清シスタチン C の測定を行うべきである．ただし，腎機能が荒廃した場合には s-Cr はかなり高値を示すが，糸球体濾過機能の高度低下により尿所見には異常を認めないことも考えられる．

2）血清クレアチニンが急にどんどん高くなった．これは，なぜ？

　血清クレアチニン（s-Cr）が基準値以内であった患者が高値を示し，さらに急激に上昇していく患者では，急性腎障害（acute kidney injury: AKI）が考えられ

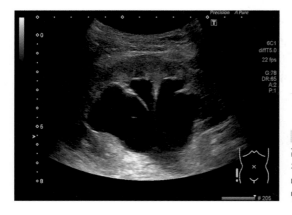

図2　腎超音波所見
高度な前立腺肥大により両側水腎症を呈した症例．図上は，右腎臓．下中央の黒く広がった部分は拡張した腎盂．

る．その原因として，①腎前性，②腎性，③腎後性があるが，まずこの3つのうちどれにあたるかを検索し，原因に対する治療・対処が重要である．原因によっては早急に適切な処置を行うことにより完全に治癒することがある．しかし，対応を間違えると透析療法が必要になり，慢性維持透析療法へと移行する可能性があるので注意を要する．最近，中等度の s-Cr の上昇で近医から紹介され緊急血液検査（SUN，s-Cr など）を実施中に腎・尿路の超音波検査を行ったところ，高度な前立腺肥大（benign prostate hypertrophy: BPH）による両側水腎症（腎後性腎不全）であった患者を経験した **図2**．

3）尿の出が悪くなり，尿の量も減ってきた．これは，なぜ？

　前立腺肥大症（BPH）などによる腎後性腎不全では尿の出やキレが悪くなるが，そうした原因を除くと「尿の出が悪くなり，尿の量も減ってきた」も上記の急激な血清クレアチニン（s-Cr）の上昇・糸球体濾過量（GFR）の低下と関連している．AKI では，乏尿性（尿量：400 mL／日以下）が多いが，最近は非乏尿性患者も増えてきている．何らかの原因（薬剤，ショックなど）で，両側腎皮質壊死（bilateral renal cortical necrosis）に陥ると完全無尿（尿量：0 mL／日）となる．著者も市販の風邪薬（鎮痛消炎薬）の服用により両側腎皮質壊死となり血液透析療法が導入された患者を経験している．

4）蛋白尿が持続し血清クレアチニンがじわじわ高くなり，
　貧血もみられるようになった．これは，なぜ？

　この臨床経過を見ると慢性（緩徐）に腎機能が低下していると考えられる．血

JCOPY 498-22476

清クレアチニン（s-Cr）2.0 mg/dL（GFR 30 mL/min）位までは，時間をかけて緩やかに腎機能の低下が起こるのが一般的である．しかし，急性上気道炎や脱水，薬剤の服用などをきっかけとして，急に腎機能の低下をみることがある．S-Cr 2.0 mg/dL 以上（GFR 30 mL/min 以下）になると急激な腎機能の低下（進行例では月に 1.0 mg/dL の血清クレアチニン値の上昇）が起こることを経験する．臨床的には，腎性貧血（エリスロポエチンの産生低下）や高血圧，高尿酸血症，夜間尿などが認められ，末期腎不全（end stage kidney disease: ESKD）では尿毒症（uremia）がみられる．

10. 高血圧と腎臓病

1）血圧が高いのと腎臓病は関係あるの？

高血圧と腎臓病は，切っても切れない関係にあるのはよく知られている．高血圧が続くと腎臓が障害され（糸球体硬化），高血圧性腎硬化症（hypertensive nephrosclerosis）と呼ばれている．高血圧性腎硬化症は，良性腎硬化症（benign nephrosclerosis）と悪性腎硬化症（malignant nephrosclerosis）に分けられる（後述，p.56）．

逆に腎障害があると血圧が上昇し高血圧となるが，これは腎実質性高血圧と呼ばれている．血圧は心拍出量と末梢血管抵抗の積（血圧＝心拍出量×末梢血管抵抗）で表わされるが，心拍出量かつ/または末梢血管抵抗を上げる因子が高血圧を引き起こす．

2）蛋白尿と血清クレアチニンが高いのは，なぜ？

高血圧が持続すると全身の動脈硬化・糸球体硬化（糸球体硬化とは，細胞外基質の増加により毛細血管腔が閉塞した病変をいう）がみられ，蛋白尿や腎機能低下が認められる．良性腎硬化症では本態性高血圧の長期間の持続により腎内小動脈と糸球体に硬化病変が生じ，軽度ないし中等度の蛋白尿や腎機能低下が出現する．血尿がみられることもあるが軽度である．一方，悪性腎硬化症では本態性高血圧や腎実質性疾患があり，進行性の腎機能低下（高度な蛋白尿，SUN・血清クレアチニン・シスタチン C・尿酸の上昇，eGFR の低下）が認められる．

第Ⅱ章
臨床診断のポイント

1. 腎臓病の診断で外来診療医は，どこに着目すべきか？

診察は，視診，聴診，触診，打診の順番で行う．

1）視診（紫斑・紅斑・脱毛など）

① 紫斑（purpura）

皮膚や粘膜内の出血によって肌の上にできる赤紫色の斑（はん），つまり"まだら・むら"になった病変を紫斑という．これは，IgA血管炎（旧称 Henoch-Schönlein紫斑病性腎炎）に特徴的で，原因は皮下の小血管にできた白血球破壊性血管炎（leukocytoclastic vasculitis）である．下肢に現れた紫斑が腹部から上肢や上半身へと広がってみられる場合には，血管炎の程度が高度で進行性であることを示している．著者は，血管炎が高度で脳内出血を起こし死に至った患者を経験した．

② 紅斑（erythema）・脱毛（alopecia）

紅斑は，皮膚面から隆起しない限局性の発赤であり，隆起した発疹（かゆみや水疱，吹き出物）とは区別される．顔面の鼻梁をこえる紅斑は全身性エリテマトーデス（systemic lupus erythematosus: SLE）の診断基準の1項目になっており，ループス腎炎でも認められる．またSLEでは，脱毛にも注意する．

③ 慢性の肝臓病でみられる所見

肝性糸球体硬化症では，肝硬変症や肝癌などでみられるクモ状血管腫や手掌紅斑，前胸部のかゆみ，女性化乳房などが認められることがある．

2）聴診

① 駆出性心雑音

慢性腎不全での腎性貧血（renal anemia）で収縮期前半に聴取される．

② 頸部・腹部の動脈雑音

頸動脈および腎動脈の硬化などによる血管の狭窄によって聴取される．腹部の

JCOPY 498-22476

動脈雑音（収縮期）は，腎血管性高血圧の診断に重要であり静かな環境下で丁寧に聴取することが大切である．

> コメント：診察にあたっては，触る（触診）前に聞くことが重要で，先に触ってしまうと血管音が聴取されにくくなる．

3）触診（浮腫，腹部膨満）

■ 浮腫（むくみ edema）

浮腫（むくみ）をきたす原因には多くのものがあげられるが全身性浮腫と局所性浮腫に大別される 図3．

全身性浮腫は，眼瞼や顔面，指趾，前脛骨部などにみられ，ネフローゼ症候群で特徴的である．前脛骨部（骨のある部位，"弁慶の泣き所"）などを指で 10 秒ほど圧迫し窪みをふれてみる．腎臓病では，引っ込んだ窪みがすぐには元に戻らない圧痕性浮腫（pitting edema）がみられる．これは，過剰な水分（細胞外液）が血管外の間質に溜まった状態である．胸水や腹水を伴う高度なものは anasarca（全身浮腫）とよばれ，腸管の浮腫も伴うことから水様性下痢や乏尿を伴うこと

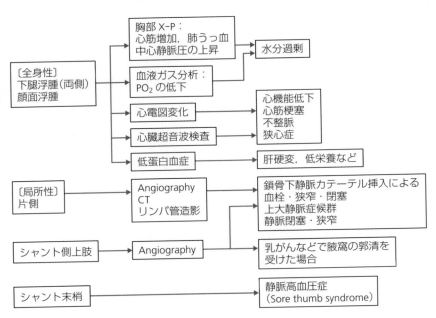

図3 浮腫の診断と原因
全身性浮腫と局所性浮腫に大別され，原因不明の特発性浮腫がある．
（慢性腎臓病 CKD をマネージする．東京：フジメディカル出版；2020．p.124，一部改変）

がある.

一方,「ぽちゃぽちゃ」してマシュマロのような感じで,すぐに元に戻るのは非圧痕性浮腫（non-pitting edema）であり,甲状腺機能低下症で認められる.これは,水分ではなくムコ多糖類が皮下の細胞間質に溜まっている状態である.

局所性浮腫のうち,毛細血管透過性の亢進がみられる遺伝性血管性浮腫（hereditary angioedema: HAE）が注目されている.これは,補体C1インヒビター（補体第1成分阻害因子：C1INH）の遺伝子異常によるC1INH蛋白の減少・機能異常による“むくみ”である.この“むくみ”（浮腫）は全身のいたるところに突然現れる.例えば,声帯浮腫では呼吸困難を起こしたり,腸管浮腫では急性腹症で緊急手術をされる患者もみられる.浮腫患者の診察では,常にHAEを頭に入れておく必要がある.

コメント：HAE急性発作治療薬としてベリナートP®やフィラジル®が用いられる.

図3 に示す原因疾患がみられない浮腫を特発性浮腫（idiopathic edema）と呼んでいる.中年女性（20～50歳代）で活発な活動をしている人に多く,夕方になると朝方に比べ体重が数kg増加している.しかし,翌朝になると元の体重に戻っているのが特徴である.

腎下垂や腎腫瘍,多発性嚢胞腎では腎を触取することがある.腎臓を支えているものは,靱帯ではなく腎周囲を取り囲んでいる脂肪組織であることから,やせた人では腎下垂がみられ呼吸に合わせた浮遊感（ballottement）が感じられる.また,ネフローゼ症候群や肝臓病などで腹水がみられる場合には,腹部に全体的な膨満がみられる.

4) 疼痛（咽頭痛・腹痛・背部痛・側腹部痛など）

急性腎炎症候群や急速進行性腎炎症候群など（後述,p.43）では,咽頭炎・扁桃炎による喉の痛みを経験し,その数日（7～14日）後に血尿や蛋白尿を呈することが多い.また,咽頭（扁桃）炎を契機として慢性腎炎症候群（特に,IgA腎症）の増悪やネフローゼ症候群の再発がみられることがある.

腹痛は,IgA血管炎で胃・十二指腸のびらんや多発性の浅い潰瘍により認められることがある.また,ネフローゼ症候群では,腸管の浮腫や水様性下痢を伴って腹痛が認められることもある.

背部・側腹部痛には,腎被膜の緊張が関連していることがあり,急性腎盂腎炎や腎周囲膿瘍,腎・尿路結石が疑われる.腎・尿路にある結石が移動した場合に

JCOPY 498-22476

は，痛みも移動し鼠径部への放散痛（irradiating pain）がみられる．背部の叩打痛（CVA tenderness）は，腎・尿路の感染症（急性腎盂腎炎，腎化膿症など）や結石が疑われる重要な所見である．背部の打診後に違和感を感じたり，"ギクッ"と身体を引くような動きがみられる．

頭痛，特に後頭部痛や肩の凝りは，血圧が上昇してきた時期に一致してみられることが多い．血圧が上がって高めに安定した後では，身体が順応してか頭痛や肩凝りなどを自覚しないようになることが多く，注意が必要である．一方，高血圧などを契機として起こった脳動脈瘤の破裂による頭痛は，これまでに経験したことのないような激痛である．

5）血圧測定値の読み方：白衣高血圧，仮面高血圧

高血圧は，自覚症状がなくとも体内のいろいろな標的臓器（心臓，脳，腎臓，血管，眼底など）に障害をもたらすことが知られている．

多くの腎臓病と高血圧は，密接な関連性をもっている．腎臓病が悪化すると高血圧（腎性高血圧 renal hypertension）となり，また高血圧があると腎障害が引き起こされる（高血圧性腎硬化症 hypertensive nephrosclerosis）．また，もともとある腎臓病は，さらに悪くなる．こうした悪循環が多臓器障害の基となっている．逆にいえば，この悪循環を断ち切ることが治療といえる．

表2 に示す基準により高血圧の診断がなされる．

表2　成人における血圧値の分類

分類	診察室血圧（mmHg）			家庭血圧（mmHg）		
	収縮期血圧		拡張期血圧	収縮期血圧		拡張期血圧
正常血圧	<120	かつ	<80	<115	かつ	<75
正常高値血圧	120〜129	かつ	<80	115〜124	かつ	<75
高値血圧	130〜139	かつ/または	80〜89	125〜134	かつ/または	75〜84
I度高血圧	140〜159	かつ/または	90〜99	135〜144	かつ/または	85〜89
II度高血圧	160〜179	かつ/または	100〜109	145〜159	かつ/または	90〜99
III度高血圧	≧180	かつ/または	≧110	≧160	かつ/または	≧100
（孤立性）収縮期高血圧	≧140	かつ	<90	≧135	かつ	<85

診察室血圧で，収縮期血圧 140〜159 mmHg 以上かつ/または，拡張期血圧 90〜99 mmHg 以上を高血圧（I度からIII度）と診断する．家庭血圧は，右に示す．
（日本高血圧学会高血圧治療ガイドライン作成委員会．日本高血圧治療ガイドライン 2019 より）

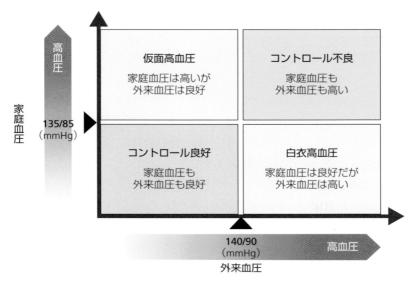

図4 家庭血圧と外来血圧の関係
外来診療では，外来血圧値のほかに家庭血圧値を参考にして降圧薬の選択・量の設定を行う.
(Bobrie G, et al. JAMA. 2004; 291: 1342)

　図4 は，家庭血圧（市販されている家庭血圧計を用いて自分で測定した血圧）と外来血圧（病・医院の外来受診時に医師あるいは看護師が測定した血圧）の関係を示したもので4つに分けられる.

① コントロール良好
　家庭血圧も外来血圧も良好である.

② コントロール不良
　家庭血圧も外来血圧も高い.

③ 仮面高血圧
　家庭血圧は高いが，外来血圧は良好である.

④ 白衣高血圧
　家庭血圧は良好だが，外来血圧が高い.
　実際の診療においては，家庭血圧の経過と外来時血圧をみながら治療を行う.白衣高血圧よりも仮面高血圧のほうが，心血管イベント発症の危険性が高いといわれている. したがって，外来時の血圧よりも家庭血圧の値を参考に降圧薬の調節を行っている.

JCOPY 498-22476

6) その他の臨床所見

　涙量や唾液量の減少: Sjögren 症候群（指定難病 53）などの結合組織病（膠原病）を疑う所見（乾燥症候群: sicca syndrome）である.

　尿臭といわれる口臭や皮膚の乾燥，全身のかゆみ: 末期腎不全（尿毒症 uremia）で認められる.

- **難聴**: Alport 症候群などの遺伝性腎疾患でみられる.
- **視野・視力の異常**: 糖尿病性腎臓病（diabetic kidney disease: DKD）に合併した網膜症・眼底出血や高血圧・慢性腎不全による眼底出血で認められる.
- **爪膝蓋骨症候群**: 異常尿所見とともに，爪および膝蓋骨の形成不全がみられる稀な疾患である.

7) 現病歴・主訴

　今回の受診の「きっかけ」となった症状・症候（主訴）について丁寧に聴取（傾聴）し，経時的に記載する．あるいは，電子カルテに入力する）．また，関連する事項についても詳しく聴取し記載する.

　外来診療の期間が長くなると初診時のデータを忘れがちになるので，時折振り返り確認することも大切である.

8) 既往歴

　既往症の聴取では，①これまで今回と同じような症状・症候を経験したことはなかったのか，②他医で診療された際に，何か指摘されたことはなかったのかなどを確認することが重要なポイントである．女性では，妊娠・出産時の状態（浮腫，高血圧，蛋白尿，腎機能低下など）はどうであったかを聞くことが大切である．以前，妊娠中毒症（現称　妊娠高血圧症候群）といわれたことのある患者が，数年たった後に腎機能低下（腎不全）で受診されることもある．一方，今回の症状や疑われる疾患とはまったく関連がないと思われた既往症が，思わぬ形で現れることがある．したがって，既往症の聴取も大切である.

9) 社会歴・生活歴

　職歴や日常の仕事内容（腎障害の原因となるような薬品・塗料などの使用など），飲酒歴，喫煙歴，常用している薬剤やサプリメントなどについて聴取する．個人情報を気にする患者には注意しつつ，今回の腎臓病と関連があると思われる

項目について聴取することが大切である.

10）家族歴

遺伝的に発症する腎臓病のあることが知られており，初診時には必ず家族の腎臓病の有無を確認し，患者の診断に活かしていくべきである．以下に代表的な遺伝性腎疾患について概説する.

① Alport 症候群

血尿を主症状とする遺伝性・進行性の糸球体疾患である．X 染色体あるいは，常染色体優性遺伝が多い．蛋白尿の程度はさまざまである（指定難病 218）.

② Fabry 病

X 染色体性劣性遺伝によるライソザイム水解酵素の α ガラクトシダーゼ欠損症である．近年，アガルシダーゼ β（ファブラザイム®）とアガルシダーゼ α（リプレガル®），ミガーラスタット塩酸塩（ガラフォルド®）が治療に用いられている.

③ 菲薄基底膜病（thin basement membrane disease: TBMD）

常染色体優性遺伝で家族性に起こる顕微鏡的血尿，時に肉眼的血尿がみられる腎疾患である．良性反復性血尿とか，再発性持続性血尿とも呼ばれている．時に赤血球円柱もみられるが，持続的で高度な蛋白尿は認められない．予後は良く，この疾患のみで腎機能が低下することはない．TBMD では，電顕で糸球体基底膜がびまん性に薄くなっている（200 nm 以下．正常：300〜400 nm）像が特徴的な所見である.

> コメント：顕微鏡的血尿のみの患者にも腎生検が行われ電顕により本疾患を見つけることが多かったことから，家族性に顕微鏡的血尿（時に，肉眼的血尿）がみられる腎疾患では確定診断のため腎生検が必要である.

④ 多発性嚢胞腎（polycystic kidney disease: PCKD）

常染色体優性遺伝と常染色体劣性遺伝により両側の腎臓に多数の嚢胞が認められる腎疾患である．腎症状（蛋白尿，高血圧など）と腎外性合併症が認められる（後述，p.59）（指定難病 67）.

⑤ 爪膝蓋骨症候群（nail-patella syndrome）

蛋白尿・顕微鏡的血尿といった腎症状と腎外症状（膝蓋骨や爪，肘・腸骨などの形成不全）を特徴とするまれな疾患である．診断には，爪の異常（低形成，亀裂，スプーン状など）と膝蓋骨の形成不全，家族歴が重要である．しかし，成人を扱う腎臓内科では，なかなかみられない疾患である.

JCOPY 498-22476

2. 腎臓病の診療で外来診療医は，どんな検査を行うべきか？

A　尿検査の読み方

　尿検査は，腎臓病の診療になくてはならない検査であり，体内で起こった疾患の情報を与えてくれる重要な検査である．著者は，よく「尿は身体からの贈り物！」と表現している．

① 尿の採取法

　尿検査は，早朝第1尿，早朝第2尿，外来随時尿，24時間蓄尿，時間尿，負荷後尿を用いて行われている．採尿は一般に自然排尿で行われる．最初に排出される尿は捨て（排尿を一時中断して），中間尿を採取する．特に，女性では腟・外陰部由来成分の混入を避けるように注意する．また，生理時の尿では赤血球の混入がみられ，不正確となる．

② 尿検査

・尿試験紙法定性・半定量検査と定量検査：尿試験紙法では，pH，蛋白，ブドウ糖，潜血（ヘモグロビン），ケトン体，ビリルビン，ウロビリノーゲン，亜硝酸塩（細菌尿），白血球エステラーゼ，比重（尿中陽イオン）が調べられる．新鮮な尿に試験紙を浸し，決められた反応時間に従い色調表で判定する 図5 ．

● 検査に使われる道具

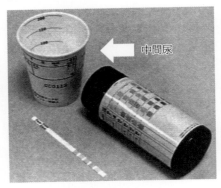

中間尿

● 調べる項目

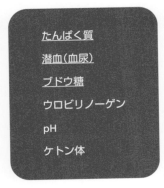

たんぱく質

潜血（血尿）

ブドウ糖

ウロビリノーゲン

pH

ケトン体

図5　尿定性検査（試験紙法）
円筒状のものが色調表で，これに従って試験紙の色を比べて判定する．尿定性検査では，「たんぱく質」「潜血」「ブドウ糖」が調べられるほか，肝機能障害を示す「ウロビリノーゲン」，酸性とアルカリ性のバランスを示す「pH」，重症糖尿病や飢餓などでみられる「ケトン体」などが調べられる．

（－），（±），（＋），（＋＋），（＋＋＋）などと判定する．尿蛋白試験紙の（＋）は，どのメーカーも 30 mg/dL のアルブミンを検出するようになっている．

尿定量検査では，蛋白と糖の排泄量を求めることができる．蛋白量は，24 時間蓄尿が望ましいが外来診療では畜尿が難しいことも多く，ユリンメート P を用いた 50 分の 1 量の定量検査や尿蛋白・クレアチニン比: P/C 比（g/gCr）が用いられている．これは，24 時間蓄尿で用いた蛋白量（g/day）が尿蛋白・クレアチニン比（g/gCr）とほぼ一致するとの検討結果から広く用いられている．特に，早朝第 2 尿（外来随時尿）での値が 24 時間畜尿の値とよく相関するとされている．つまり，尿検体について蛋白とクレアチニンを同時測定することにより求められる．また，P/C 比による半定量試験紙も発売されている．

健常者の尿中にはブドウ糖が微量（2〜20 mg/dL）に存在し，1 日の排泄量は 40〜85 mg 程度である．したがって，通常の糖定性試験では証明できない．尿糖の測定時には血糖も同時に測定し，高血糖性糖尿（糖尿病疑い）か非高血糖性糖尿（腎性糖尿疑い：血糖値の上昇がなくても腎臓の糖排泄閾値が低下した場合に出現する．健常者の糖排泄閾値は 160〜180 mg/dL である）かの鑑別を行う．

ベンスジョーンズ蛋白（Bence Jones protein: BJ 蛋白）同定は，骨髄腫や原発性マクログロブリン血症，原発性アミロイドーシス，意義不明の単クローン性免疫グロブリン血症（monoclonal gammopathy of undetermined significance: MGUS）の鑑別に用いられる．BJ 蛋白は 40℃で混濁，56℃で凝固，100℃で溶解する蛋白であり，単一クローン性の免疫グロブリン L 鎖の二量体が血中や尿中にみられるものである．

③ 尿細管機能検査: 尿中 β_2 ミクログロブリン・α_1 ミクログロブリン・NAG

尿中 β_2 ミクログロブリン（β_2-m）は，すべての細胞（特に，リンパ系細胞）で産生される分子量 11,800 の低分子蛋白であり糸球体から自由に濾過されるが，尿細管上皮で再吸収されるため尿中には大変少ない量しか排泄されない（基準値: 5〜250 μg/L，30〜100 mg/日）．しかし，尿細管の再吸収機能に異常がみられる場合（薬剤性腎障害，尿細管・間質性腎炎，腎虚血，膠原病，悪性腫瘍: 悪性リンパ腫，骨髄腫など）では高値を示す．尿中 β_2-m は，pH 5.5 以下の酸性尿では測定値が不安定になり信憑性がなくなることから，尿中 α_1 ミクログロブリン（α_1-m）（分子量: 約 30,000）が用いられるようになっている（基準値: 男性 1.0〜15.5 mg/L，女性 0.5〜9.5 mg/L）．α_1-m は肝臓で産生され糸球体基底膜（glomerular basement membrane: GBM）を容易に通過するが，近位尿細管で再吸収・異化されて正常ではほとんど尿中には排泄されない．日本腎臓学会

JCOPY 498-22476

では，安定でより高濃度の α_1-m の測定を推奨している．しかし，尿中 α_1-m の測定は β_2-m に比べ高価であることから，尿 pH に注意しながら β_2-m を選択することが多い．

尿中 NAG（N-アセチール-β-D グルコサミニダーゼ）は，尿細管（特に，近位尿細管）の細胞内ライソゾーム中に存在する糖質分解酵素であり，細胞内に取り込まれた糖の一種を分解する．分子量は 14 万と大きく生理的には血液中の NAG はほとんど尿中には排泄されない（基準値：7 U/L 以下，7 U/gCr 以下）．NAG は腎尿細管上皮細胞と前立腺に多く含まれており，尿細管自体に器質的障害があると尿中へ逸脱し，その活性や濃度が高値となる．NAG が高値となる原因として，①尿細管障害（アミノグリコシド系抗菌薬や金製剤，抗腫瘍薬などによる障害，重金属中毒，ショックによる腎血流量低下など），②糸球体障害による二次的な変化（急性・慢性糸球体腎炎，糖尿病性腎臓病，ループス腎炎，腎硬化症など）がある．

④ 急性腎障害（acute kidney injury: AKI）バイオマーカー

尿中 NGAL（neutrophil gelatinase-associated lipocalin），尿中 L-FABP（L-type fatty acid binding protein，L 型脂肪酸結合蛋白），尿中 IL（interleukin）-18，尿中 KIM（kidney injury molecule）-1 などが注目されている．しかし，AKI 患者を診た場合に腎代替療法（特に，血液透析）が必要か否かの判断は，血液マーカー（血清クレアチニン値の上昇・基礎値からの 1.5 倍上昇）や尿量の減少で判定することが多いため，こうした尿中マーカーの測定は補助的であることが多い．

⑤ 尿検査データの応用

尿中ナトリウム（Na）濃度を測定し年齢と体重，身長から 1 日食塩摂取量を推測することができる．腎臓病や高血圧での減塩治療の評価に応用しうる（後述，p.78）．しかし，その精度は厳密ではなく推測値として使用している．また，尿中のクレアチニン（Cr）と尿酸（UA）の値を求め，その比（UA÷Cr×100 %）が 50 %以上であれば尿酸の過剰産生，49 %以下であれば尿酸の腎からの排泄低下を疑い高尿酸血症治療に役立てている．つまり，尿酸産生抑制薬と尿酸排泄促進薬の使い分けに有用である．しかし，これによって厳密に 2 型に分類できるものではなく，臨床上の目安として利用している．

⑥ 尿沈渣鏡検

尿沈渣（urinary sediment）とは尿を遠心分離して得られる沈殿成分のことであり，赤血球や白血球，上皮細胞，円柱，結晶，細菌など多数の成分をみることができる．腎・尿路系疾患（糸球体腎炎や感染症，結石など）の診断には不可欠

な基本的検査である．現在は臨床検査システムが発達し，医師自身が標本を作成し外来診療中に鏡検する機会は少なくなったが，緊急時では必要なこともあり尿沈渣の作成法・検鏡法は覚えておいてほしい基本的手技である．

─検査方法─

❶ 新鮮尿をよく混和し，遠心管に約 10 mL とり，500 G（1,500 rpm）5 分間遠沈する．

❷ 試験管を傾け（デカンテーション）あるいはアスピレーターで上清を捨て，残量をおおよそ 0.2 mL とする．

❸ 次いで，毛細管ピペットでスライドガラス上に 15 μL 滴下し，カバーガラス（18×18 mm）で覆い，暗視野で弱拡大・強拡大の順に鏡検する．

コメント：尿沈渣鏡検あるいは未遠心新鮮尿の観察で赤血球の変形が多数みられる場合は，糸球体由来の血尿であり糸球体性血尿と呼ばれている．糸球体腎炎などによる赤血球の変形（変形赤血球）は，尿管・膀胱・前立腺病変由来の血尿に比べはるかに強く糸球体障害が高度であることを示している 図6 ．

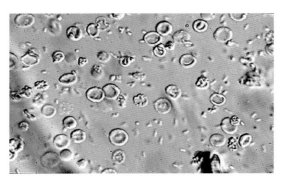

図6 変形赤血球（尿沈渣鏡検，IgA 腎症）
高度な糸球体障害患者では，ドーナツ状，こぶ状突起，小型などの多彩な変形赤血球が多数みられる．

⑦ 細胞診（細胞学的検査）

細胞診（Cytology）は，尿中に脱落した細胞を鏡検し癌のスクリーニング検査として用いられている．以下のパパニコロウ（Class）分類が頻用されている．

Class Ⅰ： 異型細胞を認めない

Class Ⅱ： 異型細胞を認めるが，悪性の証拠はない

Class Ⅲ： 悪性を疑わせる細胞を認めるが，断定できない

Class Ⅳ： 悪性の疑いの濃厚な異型細胞を認める

Class Ⅴ： 悪性と断定できる異型細胞を認める

JCOPY 498-22476

B 血液検査の読み方

表3 腎臓病の診断に必須の臨床血液検査（急性腎障害）

a. 生化学検査: **血清尿素窒素（SUN・BUN）**※, **血清クレアチニン（s-Cr）**※, **糸球体濾過量（GFR）**※, 血清 cystatin C, 尿酸（UA）, Na※, K※, Cl※, Ca, P, Mg, Zn, 血清総蛋白（アルブミン）, 血清総コレステロール（TC）, 中性脂肪（トリグリセリド: TG）

b. 血清検査: **ASO**※, **ASK**※, **A群β溶連菌抗原**※, **ANCA**※, **抗GBM抗体**※, 免疫グロブリン（IgG, IgA, IgM, IgD, IgE）, 血清 Gd-IgA1, 血清補体価（CH50）, 補体 C3・C4, 抗核抗体, 抗 DNA 抗体, 血糖（グルコース）, HbA1c, フルクトサミン・グリコアルブミン（糖化アルブミン）

c. 血算等: **赤血球**※, **ヘモグロビン（血色素量）**※, **ヘマトクリット（Ht）**※, 血清鉄（Fe）, 鉄結合能（UIBC と TIBC）, フェリチン

d. 血液ガス分析※

（※は, 急性腎障害を診断するための必須検査である）

・多くの検査項目があるが, 疾患に応じた無駄のない的確な検査の実施と検査所見の読み（理解）が求められる.
・緊急性のある検査と定期的検査を状態に応じ行う.

　臨床検査は, 各腎臓病の診断・治療にとってなくてはならない検査であるが, 多額の医療費が使われている現状では, 検査を無駄なく効率的に行うことが肝要である. 本項では, 腎臓病の診断に有用で必須の臨床検査（生化学検査と血清検査, 血算, 血液ガス分析）を 表3 に示し概説する. AKI と CKD においては, 表3 に示すすべての検査項目を調べる必要はなく, 患者の病状に合わせて検査を進めるべきである. これらの検査成績を総合的に判断し, 治療に活かしていくことが重要である.

　#臨床検査の基準値は, 検査方法などにより差（施設間差）が生ずるので注意する.

1）急性腎障害（AKI）が疑われる場合の必須検査

① 生化学・血清検査

● 血清尿素窒素（SUN）

これまで血中尿素窒素（blood urea nitrogen: BUN）という表現が用いられてきたが, 血清で測定することから最近は serum urea nitrogen（SUN）の略語が用いられている. SUN 値は, 腎（糸球体）機能を知る検査の一つとして用いられている. 食事中の蛋白質や組織の分解などによりアンモニアが産生され,

肝臓の尿素サイクルによって最終産物である尿素窒素に合成され尿中に排泄される.

[基準値]

8〜20 mg / dL（女性では，10〜20％低めである）

[異常値の意義]

原因を問わず腎不全では高値を示すが，その他に高値を示す原因として消化管出血や外科的手術，重症感染症などがある．一方，低値を示すものには低蛋白食や肝不全，妊娠，蛋白同化ホルモンの大量投与などがある．このように，SUN 値は腎外性の要因で増減することが多いことに注意すべきである.

● **血清クレアチニン（s-Cr）**

血清クレアチニンも腎（糸球体）機能検査を知る検査の一つである．クレアチニンは，筋肉中のクレアチンから産生され糸球体から濾過されたのち，尿細管では再吸収されずに尿中に排泄されるとされている．しかし，クレアチニンは糸球体輸出細動脈を出たのち，尿細管の周囲を取り囲む血管網から尿細管腔側に一部排泄されることに注意すべきである．したがって，糸球体機能が低下した状態では尿中へクレアチニンが排泄されることから，s-Cr は低値傾向を示す．S-Cr 値は，筋肉量の多い人（スポーツ選手，筋肉質で運動をよくしている人など）では高くなる．一方，筋肉量の低い人（四肢欠損患者や長期間寝たきりの患者など）では，s-Cr は低値を示す.

クリアランス（Clearance）とは？

クリアランスとは体内で産生された物質あるいは，体外から注入した物質が1分間にどのくらい糸球体から濾過されたかをみる機能検査である．内因性クレアチニンクリアランス（CCr）は，体内で産生されたクレアチニンのクリアランス（CCr）を求めることで糸球体濾過量（GFR）を示すとしている．24時間内因性 CCr と 2 時間 CCr などがあるが，内因性 CCr は高度の腎機能低下患者やネフローゼ症候群患者では，実際の GFR よりも高めの値をとる．それは，前述のようにクレアチニン（Cr）が一部尿細管から分泌され尿中に排泄されるからである．そのような因子を除外して GFR を正確に知ることができるゴールドスタンダードは，尿細管での再吸収や排泄（分泌）の影響を受けないイヌリンクリアランスである．イヌリンは分子量 5 kDa の多糖類であり，静脈内注射（静注）後血漿蛋白とは結合せず糸球体で濾過されたのち尿細管では再吸収や排泄を受けないので，GFR の測定には理想的な物質である．最近，イヌリンクリアランスを行うことができるようになったが，検査操作がやや煩雑な

JCOPY 498-22476

ことが欠点であり腎臓専門医でも実施していないことがある．一般診療の場では，年齢と性別，s-Cr値から推算糸球体濾過量（eGFR）を求めている．eGFRの値によりCKDのステージ分類を行う（後述，p.46）．

[基準値]

男性0.6〜1.0 mg / dL，女性0.5〜0.8 mg / dL

[異常値の意義]

GFRが50〜80 mL/分では，糸球体の予備能により代償されs-Cr値は上昇しないが，50 mL/分以下になると上昇してくる．筋肉量に影響され，筋肉量が低下する疾患や長期臥床者では異常低値を示す．SUNほどではないが，腎外性因子（ショック，脱水，心不全など）の影響も受け高値になりやすい．急性腎障害（AKI）では，s-Crの高値が著しい．

血清クレアチニンの逆数（1/s-Cr）は？

s-Crの逆数はGFRに比例するので，s-Crが2倍になればGFRは1/2に低下している．s-Crの逆数（1/s-Cr）をグラフ上にプロットすると直線化され，腎予後をある程度推察することができるとされ頻用されている．この評価は長い経過をみるのに有効であり，AKIよりも慢性腎臓病（CKD）の治療開始時期の決定や経過観察に用いられる 図7．

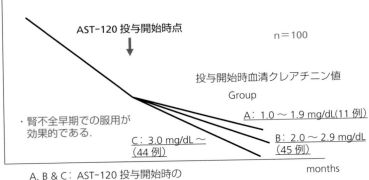

図7 慢性腎臓病患者のSlope of 1/s-Cr time plotからみたAST-120の適切な投与開始時期

(Evaluation by Mitch, et al. Lancet. 1976: 1326-8 and Maeda K, et al. The Journal of International Medical Research. 2009; 37: 205-13)

② 電解質（Na, K, Cl, Ca, P）

- **Na（ナトリウム）**

Na は血清中の主な陽イオンである.

［基準値］

136〜148 mEq／L

［異常値の意義］

高 Na 血症：水の喪失が Na の喪失よりも大きい場合や水のみの喪失, Na 過剰による.

低 Na 血症：浸透圧の高値に伴う低 Na 血症や正常浸透圧による偽性低 Na 血症, 有効循環血漿量の低下による低 Na 血症（Na の喪失が水の喪失よりも大きい, 水過剰）がある.

- **K（カリウム）**

成人の場合, 体内分布量のうち 98 ％は細胞内に存在し 2 ％が細胞外液に存在する.

［基準値］

3.6〜5.0 mEq／L

［異常値の意義］

高 K 血症：細胞外液への移動（アシドーシス, インスリン欠乏, 組織崩壊, β 遮断薬など）や K 負荷（出血, 溶血, 輸血, 薬剤など）, 腎からの排泄低下（急性腎障害, 慢性腎不全, アルドステロン欠乏, 薬剤：レニン・アンジオテンシン・アルドステロン〔RAA〕系阻害薬, 尿細管障害）などによる.

低 K 血症：細胞内への K の移動（アルカローシス, インスリン過剰, β_2 受容体刺激剤）や K 摂取不足, 消化管からの喪失, 腎からの喪失（原発性アルドステロン症, Cushing 症候群, 腎血管性高血圧, Bartter 症候群, 尿細管性アシドーシス）などによる.

- **Cl（クロール）**

Cl は細胞外液に存在する主な陰イオンであり, Na と平行して外液の電気的中性を維持している. 重炭酸イオン（HCO_3^-）などの他の陰イオンと逆向きに変動して細胞外液の総陰イオン濃度を一定に保っている.

［基準値］

96〜108 mEq／L

JCOPY 498-22476

[異常値の意義]

高 Cl 血症：高 Na 血症に伴う高 Cl 血症，血清 HCO_3^- 低下に伴う高 Cl 血症（アニオンギャップ正常の代謝性アシドーシス，下痢），Cl 単独投与など

低 Cl 血症：低 Na 血症に伴う低 Cl 血症，血清陰イオン増加に伴う低 Cl 血症（アニオンギャップが増加する代謝性アシドーシス：糖尿病ケトアシドーシス，尿毒症など），血清 HCO_3^- 増加に伴う低 Cl 血症（代謝性アルカローシス）など

③ 血液ガス分析

● 動脈血 O_2 分圧（PaO_2）

[意義]

PaO_2 は心肺系の呼吸循環機能を知る指標である．

[基準値]

85〜95 mmHg（一般的に臥位では座位より低く，また低年齢ほど低くなる）

[異常値の意義]

低下：肺胞低換気（$PaCO_2$ の上昇を伴う）や拡散機能障害，換気血流比の不均衡，シャント（主として先天性心疾患）による．

● 動脈血 CO_2 分圧（$PaCO_2$）

$PaCO_2$ の増減は，肺胞換気量（"空気の出し入れの量"）を反映する．

[基準値]

40 ± 4 mmHg

[異常値の意義]

肺胞換気が抑制されて二酸化炭素（CO_2）分圧が増加すると呼吸性アシドーシス（pH 低下）となる．逆に肺胞換気が促進されて CO_2 分圧が低下すると呼吸性アルカローシス（pH 上昇）となる（過換気症候群 hyperventilation syndrome）．したがって，$PaCO_2$ は肺の機能を維持するとともに，酸塩基平衡にも関わっている．

● 動脈血 pH

pH が著明に変動している場合は，体内に何らかの大きな病的変化が起こっていることを示している．pH は重炭酸イオン（HCO_3^-）と二酸化炭素（$PaCO_2$）分圧により決定される．呼吸性異常（$PaCO_2$ の増減）または，代謝性異常（HCO_3^- の増減）によって pH に異常をきたした場合には，その片方の機序（代謝性もしくは，呼吸性）により代償が働き pH を一定の状態に保とうとする働きが存在する．

[基準値]

7.40±0.04

[異常値の意義]

基準値よりも低値を示す血液を酸性血症（acidemia），逆に高値を示すものをアルカリ血症（alkalemia）と呼んでいる．一方，アシドーシス（acidosis）やアルカローシス（alkalosis）という用語は，それぞれ pH を酸性血症かアルカリ血症の方向へ変動させようとする病態変動である．

● 重炭酸イオン（HCO_3^-）

重炭酸（HCO_3^-）緩衝系は，pH を安定させるために体液中で最大の緩衝力をもっている．つまり，呼吸による CO_2 の排泄と腎臓における HCO_3^- の再吸収により調節されている．血中 HCO_3^- の測定は，体内の酸塩基平衡をみるうえで大変重要である．

[基準値]

動脈血中 24±2 mEq/L（基本的に HCO_3^- の値は動脈血と静脈血で変動しないので，外来診療では静脈血を用いることが多い．しかし，駆血して静脈血を採取すると組織の虚血により pH や HCO_3^- の値に変化が生ずることがあり注意を要する）

[異常値の意義]

一次性（まず，はじめ）に HCO_3^- が変化（増減）する場合（代謝性）と，呼吸性酸塩基平衡異常を HCO_3^- が二次性に代償するために異常値（増減）を示すことがある．

● Base Excess（BE）: 塩基過剰

酸塩基平衡における代償性（非呼吸性）因子を定量化した指標である．つまり，BE は標準状態（$PaCO_2$ 40 mmHg，温度 37℃，酸素飽和度 SaO_2 100 %）で血液の pH を 7.4 に戻すために，追加または削減する必要のある酸の理論的な値といえる．

[基準値]

−3～＋3 mmol/L

[異常値の意義]

増加する場合: 代謝性アルカローシス（嘔吐物・胃液の吸引，低 K 血症，鉱質コルチコイドの過剰，高 Ca 血症，大量の輸血，ミルク・アルカリ症候群など），慢性の呼吸性アシドーシス（慢性閉塞性肺疾患 COPD，肺線維症，気管支拡張症，肺性心など）

JCOPY 498-22476

減少する場合: 代謝性アシドーシス（糖尿病ケトアシドーシス，尿毒症，乳酸アシドーシス，飢餓，尿細管性アシドーシス，下痢，低アルドステロン症など），慢性の呼吸性アルカローシス（中枢神経性疾患，低酸素症，代謝亢進状態，高心拍状態など）

④ 急性腎炎症候群の疑いでの必須検査

急激な経過で腎機能の低下がみられ AKI が疑われた場合には，その原因となる腎炎を考え，さらに検査を進めるべきである.

● **抗ストレプトリジン O（ASO），抗ストレプトキナーゼ（ASK），A 群 β 溶連菌抗原**

溶血性連鎖球菌の血清学検査である. ヒト連鎖球菌感染症の約 90 ％が A 群 β 溶血性連鎖球菌によるとされている. ASO（antistreptolysin O）および ASK（antistreptokinase）は，スクリーニング検査に用いられている. A 群 β 溶連菌抗原は，咽頭炎や扁桃炎などが疑われるヒトの咽頭うがい液から検出される.

[基準値]

ASO: 成人 160 IU / mL 以下
　　　小児 250 IU / mL 以下

ASK: 1,280 倍未満

A 群 β 溶連菌抗原: 陰性

[異常値の意義]

高値の場合は，A 群 β 溶血性連鎖球菌感染症（猩紅熱，急性糸球体腎炎，リウマチ熱，丹毒など）が疑われる. さらに，細菌培養などの検査が必要である.

⑤ 急速進行性腎炎症候群の疑いでの必須検査

急性腎炎症候群と同じような発症様式を示すことから，前述の検査項目とともに以下の検査を追加する.

● **抗好中球細胞質抗体（anti-nuclear cytoplasmic antibody: ANCA）**

これまで間接蛍光抗体法で好中球の核周囲（perinuclear）が染色される P-ANCA と細胞質（cytoplasmic）にびまん性に染色される C-ANCA の 2 つが用いられてきた. ANCA 関連血管炎〔顕微鏡的多発血管炎，アレルギー性肉芽腫性血管炎，多発血管炎肉芽腫症（旧称 Wegener 肉芽腫. 指定難病 44），ANCA 関連腎炎，ANCA 関連間質性肺炎〕を疑った場合のスクリーニング検査に有用である.

現在は，ELISA で抗好中球細胞質ミエロペルオキシダーゼ抗体（MPO-ANCA）と抗好中球細胞質プロテイナーゼ 3 抗体（PR3-ANCA）の定量が行われてい

る．わが国では，MPO-ANCA関連疾患が諸外国（特に欧州）に比べ圧倒的に多い．

[基準値]

間接蛍光抗体法: 陰性

MPO-ANCA　9.0 EU/mL 未満

PR3-ANCA　3.5 U/mL 未満

[異常値の意義]

MPO-ANCAは，ANCA関連腎炎や顕微鏡的多発血管炎，アレルギー性肉芽腫性血管炎の約80％，多発血管炎肉芽腫症の約20％で陽性となる．ANCA関連間質性肺炎での頻度は，明らかではない．PR3-ANCAは，全身型多発血管炎肉芽腫症の約90％以上，限局型多発血管炎肉芽腫症の約50％で陽性となる．これらは血管炎の活動性を反映し，治療により寛解すると値は低下ないし陰性化する．

● **抗糸球体基底膜（glomerular basement membrane: GBM）抗体**

抗GBM抗体は，糸球体基底膜や肺胞基底膜を構成するIV型コラーゲンのα3鎖NC（non-collagenous）1領域（α3（IV）NC-1）と特異的に結合する自己抗体である．急速進行性糸球体腎炎（RPGN）や，腎炎と肺出血を認めるGoodpasture症候群で陽性を示す．この抗GBM抗体は，肺胞の基底膜と交差反応して肺胞基底膜を障害し，肺胞出血を引き起こす．疾患活動性の経過観察に有用である（抗GBM腎炎　指定難病221）．

[基準値]

10 EU/mL 未満

[異常値の意義]

ヒトα3（IV）NC-1抗原を用いたELISAは，高感度（95〜100％）を示すとされている．抗GBM抗体陽性者の10〜40％にANCA関連血管炎を合併するといわれており，ANCAの測定も同時に行っている．

2) 慢性腎臓病（CKD）が疑われる場合の必須検査

● **血清シスタチンC**

血清シスタチンCは，分子量13 kDaの低分子蛋白であり糸球体で濾過されたのちは，ほとんどが近位尿細管で再吸収され分解される．そのため，血清シスタチンC濃度は，糸球体濾過量（GFR）に依存している．また，血清シスタチンCはクレアチニンのように筋肉量に左右されないため，年齢や性別，体

JCOPY 498-22476

表4　腎臓病の診断に必須の臨床血液検査（慢性腎臓病：CKD）

a. 生化学検査：血清尿素窒素（SUN・BUN），血清クレアチニン（s-Cr），糸球体濾過量（GFR），血清シスタチンC※，尿酸（UA）※，Na，K，Cl，Ca※，P※，Mg※，Zn※，血清総蛋白（アルブミン）※，血清総コレステロール（TC）※，中性脂肪（トリグリセリド：TG）※

b. 血清検査：ASO，ASK，A群β溶連菌抗原，ANCA，抗GBM抗体，免疫グロブリン（IgG，IgA，IgM，IgD，IgE）※，血清Gd-IgA1※，血清補体価（CH50）※，補体C3・C4※，抗核抗体※，抗DNA抗体※，血糖（グルコース）※，HbA1c※，フルクトサミン・グリコアルブミン（糖化アルブミン）※

c. 血算等：赤血球※，ヘモグロビン（血色素量）※，ヘマトクリット（Ht）※，血清鉄（Fe）※，鉄結合能（UIBCとTIBC）※，フェリチン※

d. 血液ガス分析

（※は，慢性腎臓病を診断するための必須検査である）

格などの影響を受けにくい．臨床的には，s-Cr では検出できない軽度の腎機能低下を診断するのに優れている．血清シスタチンCを用いたGFRが新しいマーカーとして用いられている．しかし，妊娠，HIV感染症，甲状腺機能亢進症・低下症や薬剤（ステロイド薬，免疫抑制薬など）の影響を受けるので注意が必要である．血清シスタチンCは腎不全になると5〜6 mg/Lで値が頭打ちになるので高度な腎機能低下患者では使いにくい．その時点からはs-Cr値とs-Cr値から計算するeGFR値が用いられる．血清シスタチンCは，3カ月に1度の測定が保険適応となっている．

[基準値]

0.53〜0.95 mg/L（血清）（ラテックスネフェロメトリー）

[異常値の意義]

血清クレアチニン（s-Cr）値の上昇が，GFR 30 mL/分以下になると上昇してくるのに対し，血清シスタチンCはGFR 70 mL/分以下で上昇してくるという特徴がある．したがって，血清シスタチンC値の上昇は早期糸球体障害を示唆している．また，血清シスタチンCは，血管内皮細胞障害のマーカーとしても用いられている．

● 血清尿酸（uric acid: UA）

尿酸は，主に肝臓で産生され腎糸球体から濾過されたのち，大部分が尿細管で再吸収される．高尿酸血症（hyperuricemia）は，生体内での尿酸の産生亢進と腎臓からの排泄低下のいずれか，または両者によって引き起こされる（前述，p.20）．尿酸の生体内での溶解能力を超えると組織（関節）に沈着して痛風（gout）となったり，尿路（尿酸）結石を引き起こしたりする．また，尿酸

はメタボリックシンドロームや循環器疾患との関連も深い.

[基準値]

成人男性 4.0〜7.0 mg / dL, 成人女性 3.0〜5.5 mg / dL

[異常値の意義]

高尿酸血症を示す原因として, プリン体（プリン塩基）摂取の過剰, 核酸代謝の亢進, 腎機能障害などがあげられる. 高尿酸血症の持続は, 血管内皮細胞障害や血管平滑筋増殖の原因となる. また, 高血圧での降圧の妨げにもなっている. 逆に低尿酸血症では, 尿酸のもつ抗酸化作用を低下させ, AKI を引き起こすことがあり注意を要する.

● **免疫グロブリン（IgG, IgA, IgM, IgD, IgE）**

免疫グロブリンは, 生体の液性免疫に関与している蛋白で, 抗体活性を有している. 5 つのクラスに分けられているが, いずれも形質細胞から産生される. 抗体産生系に異常をきたす疾患（感染症や腫瘍, 自己免疫疾患など）の診断や経過観察, 治療効果判定に用いられる.

[基準値]

IgG: 870〜1,700 mg / dL

IgA: 110〜410 mg / dL（IgA1 と IgA2 のサブクラスがある）

IgM: 35〜220 mg / dL

IgD: 9.0 mg / dL 以下

IgE: 170 IU / mL 以下

[異常値の意義]

高値の場合: 単クローン性異常増加（M 蛋白血症）として, 多発性骨髄腫（IgG, IgA, IgD, IgE）, 原発性マクログロブリン血症（IgM）, MGUS（monoclonal gammopathy of undetermined significance）, H 鎖病, アミロイドーシスなどがあげられる. 多クローン性異常には, 慢性肝炎・肝硬変などの肝疾患, 膠原病（結合組織病）, 自己免疫疾患などがあげられる. IgA 腎症や IgA 血管炎では, 血清 IgA が高値（315 mg / dL 以上）であることが多い（約 50 ％）. IgD 高値の患者は, 髄外腫瘍によることがある. IgE の上昇が, アレルギーによるネフローゼ症候群の再発を予知するマーカーとすることが考えられたこともあったが, 現在明瞭なエビデンスはない.

低値の場合: ネフローゼ症候群や低栄養, 蛋白漏出性胃腸症, 低・無 γ グロブリン血症, 悪性リンパ腫などがある.

JCOPY 498-22476

- **血清ガラクトース欠損型糖鎖異常 IgA1（Galactose-deficient IgA1: Gd-IgA1）**

  ヒト Gd-IgA1 のガラクトース欠損ヒンジ（蝶番部位）配列を特異的に認識するモノクローナル抗体を用いたレクチン（Helix aspersa: HAA）非依存的な測定系で血清 Gd-IgA1 が測定される.

  ［測定範囲］

  1.56〜100 ng/mL

  ［異常値の意義］

  IgA 腎症や IgA 血管炎患者で高値を示す.

- **血清補体価（CH50）**

  補体価（CH50）は，血清中に含まれる補体成分 C1 から C9 までの 9 個の成分の増減をスクリーニングするもので，CH50 は補体成分の消費・欠損・産生を反映している.

  ［基準値］

  25〜48 U/mL

  ［異常値の意義］

  補体価（CH50）の低値：多くの場合，免疫複合体による古典経路（classical pathway）の活性化や，異物との反応による第 2 経路（alternative pathway）の活性化を示している. 全身性エリテマトーデス（SLE），悪性関節リウマチ，急性糸球体腎炎，膜性増殖性糸球体腎炎（MPGN），自己免疫性溶血性貧血，遺伝性血管性浮腫（HAE）では低値を示す.

  補体価（CH50）の異常低値（10 U/mL 以下）：SLE の活動期やクリオグロブリン血症，C9 以外の補体欠損，cold activation（血清血漿補体価の解離現象）などがある. cold activation とは，肝疾患（特に，C 型肝炎）患者で血清を低温に保存しておくと C 型肝炎ウイルス感染により生成されたクリオグロブリンと接触してカスケード反応が進み低値を示す現象である.

  補体価（CH50）の高値：補体成分の産生過剰によるが，慢性炎症や慢性感染症，糖尿病，肥満などで認められる.

- **補体 C3・C4**

  補体 C3 は，補体のすべての活性化経路に関与する分子であり，補体 C4 は古典経路とレクチン経路に関与する分子である. 両者を測定することで，活性化している補体経路を鑑別することができる. つまり C3 のみが低下していれば，第 2 経路の活性化が起こる疾患か factor H 欠損症（factor H: 第 2 経路の調節因子）が，C4 のみが低下していれば古典経路の活性化が起こる疾患と遺伝性

血管性浮腫（HAE）が疑われる（原発性免疫不全症候群　指定難病 65）.

[基準値]

C3　86～160 mg/dL

C4　17～45 mg/dL

[異常値の意義]

補体 C3 の低値：第 2 経路が活性化する疾患が疑われ，急性糸球体腎炎，自己抗体（C3　nephritic factor）陽性の膜性増殖性糸球体腎炎（MPGN）（一次性 MPGN　指定難病 223），factor H 欠損症などが考えられる.

補体 C3 の高値：メタボリックシンドロームや肥満では産生過剰により高値を示す.

補体 C4 の低値：古典経路が活性化する疾患が疑われ，SLE の活動期や悪性関節リウマチ，自己免疫性溶血性貧血，急性糸球体腎炎，自己抗体（C4　nephritic factor）陽性の MPGN，HAE などが考えられる.

コメント：IgA 腎症や IgA 血管炎では血清 IgA/C3 比が高値を示す傾向にあり，著者らは 3.01 以上は診断上重要な検査成績であることを報告している.

① ループス腎炎の疑いでの必須検査

● 抗核抗体（anti-nuclear antibody: ANA）

ANA は，さまざまな細胞の核成分と反応する自己抗体の総称であり，種々の抗体が存在する.

[基準値]

間接蛍光抗体法（HEP-2 細胞）　40 倍未満

ELISA 法　20 U/mL 未満

[異常値の意義]

膠原病（結合組織病）の免疫学的検査として必須である．ANA 陽性は何らかの自己免疫疾患の存在が疑われる．特に SLE，混合性結合組織病（mixed connective tissue disease），強皮症，多発性筋炎，皮膚筋炎，Sjögren 症候群では，ANA の陽性率や抗体値が高い．関節リウマチ（RA）でも陽性を示すが，頻度や抗体値は低い.

● 抗 DNA 抗体

抗 DNA 抗体は，膠原病の免疫学的検査として必須で DNA を対応抗原とする自己抗体の総称であり，出現頻度の高い抗体の一つである．抗 DNA 抗体には，抗 1 本鎖 DNA（ssDNA）抗体と抗 2 本鎖 DNA（dsDNA）抗体があり，これ

JCOPY　498-22476

らの臨床的意義は異なっている．ループス腎炎では，一般に DNA-抗DNA 抗体複合体（物）が，糸球体毛細血管壁やメサンギウム領域に沈着し炎症を惹起すると考えられている．しかし一方では，DNA に似た陰性苛電をもつ糸球体基底膜（GBM）の構成成分に抗 DNA 抗体が結合することでループス腎炎を引き起こすとの考えもある．

［基準値］

抗 DNA 抗体（RIA-Farr 法）　　6 U / mL 未満

抗 ssDNA 抗体（ELISA）　　25 AU / mL 未満

抗 dsDNA 抗体（ELISA）　　12 IU / mL 未満

［異常値の意義］

抗 ssDNA 抗体：SLE のほかに薬剤起因性ループス，強皮症，Sjögren 症候群，関節リウマチなどで陽性を示す．

抗 dsDNA 抗体（ELISA）：SLE の 50～70 ％に陽性を示すとされ，ループス腎炎との関連性が高い．この抗体価と疾患活動性とは，よく相関する．

② 糖尿病性腎臓病（diabetic kidney disease: DKD）の疑いでの必須検査

● 血糖（ブドウ糖・グルコース）

ブドウ糖（グルコース）は，生体内のエネルギー源として最も重要な物質である．血液中の血糖濃度は，以下の因子により影響を受けている．

❶ 腸管からの糖の吸収

❷ 肝臓からの糖の放出：糖の新生とグリコーゲンの分解

❸ 末梢組織の糖利用

❹ 腎臓からの排泄

❺ 各種ホルモンの影響（血糖低下作用：インスリン，血糖上昇作用：グルカゴン，アドレナリン，成長ホルモン，副腎皮質ホルモン，ACTH，甲状腺ホルモンなどや自律神経）

［基準値］

・血糖は採血した時点のブドウ糖・グルコース濃度を表している．

空腹時血糖（静脈血漿）

正常域 110 mg / dL 未満

正常高値 100～109 mg / dL

［異常値の意義］

空腹時血糖（静脈血漿）が 126 mg / dL 以上は糖尿病域であり，110～125 mg / dL は境界域である．糖尿病は，インスリンの分泌低下や作用不足による慢性

高血糖を主徴とし，さまざまな代謝異常を伴う疾患群である．その要因は，①1型（膵臓のβ細胞の破壊による絶対的インスリン欠乏：自己免疫性と特発性がある），②2型（インスリン分泌低下とインスリン感受性低下：インスリン抵抗性），③妊娠糖尿病，④その他の遺伝因子異常やその他の疾患（病態）を伴うものに分けられる．

● HbA1c（グリコヘモグロビン）

HbA1c は，血糖（グルコース）とともに血糖コントロールの指標として糖尿病診療に必須の検査である．HbA1c とは，ヘモグロビンが含まれている赤血球の寿命である約120日間ブドウ糖がヘモグロビンと結合した糖化産物（グリコヘモグロビン）の総称である．実際には赤血球の寿命よりもやや短い期間，過去1〜2カ月の平均血糖値の動きをみるために用いられている．それは，血糖の加重平均（重要度も考慮した平均）が HbA1c の値に影響するので測定日に近い過去の血糖値ほど HbA1c の値に大きな影響を与えるからである．

［基準値］

糖尿病の細小血管症の発症・進展の防止：7.0％未満（できれば，6.5％未満）
血糖の正常化を目指す：6.0％未満

［異常値の意義］

異常高値は，持続する高血糖状態や糖尿病などで認められる．逆に異常低値は持続する低血糖状態やインスリノーマ（インスリン産生腫瘍）などで認められる．HbA1c 値は赤血球寿命の影響をうけるため，鉄・ビタミン B_{12}・葉酸の欠乏では赤血球寿命の延長が起こり偽性高値を示す．また，溶血や鉄剤投与では赤血球寿命の短縮が起こり偽性低値を示す．透析患者では，腎性貧血や赤血球造血刺激因子製剤（ESA）の投与，透析中の出血などの種々の病態が生ずるため，偽性低値を示すことがあるので注意を要する．そのため，透析患者ではグリコアルブミン（糖化アルブミン）を用いることが多い．

● フルクトサミン・グリコアルブミン（糖化アルブミン）

血清中の蛋白は，グルコース（ブドウ糖）と非酵素的（non-enzymatic）に反応（酵素を介さずに蛋白質と糖が単に長時間接しているだけでの反応）し，糖化蛋白となる．この糖化蛋白は，結合側鎖がフルクトース構造をとるため，フルクトサミンと呼ばれている．フルクトサミンには血清中のあらゆる蛋白の糖化産物が含まれており，そのなかでアルブミンの糖化産物をグリコアルブミン（糖化アルブミン）と呼んでいる．

[基準値]

フルクトサミン 205〜280 μmol／L

グリコアルブミン 12.4〜16.3 ％

[異常値の意義]

フルクトサミンの半減期は約 14 日，グリコアルブミンの半減期は約 17 日であるため，HbA1c よりも比較的短期間（過去 2 週間から 1 カ月）の平均血糖値を反映する．したがって，血糖値の変動が大きい不安定糖尿病や貧血のみられる透析患者，糖尿病の治療開始時・変更時の評価に有用である．

③ 慢性腎不全の疑いでの必須検査

慢性腎不全（chronic renal failure: CRF）とは，CKD が緩徐に進行し腎機能が低下してきた時期から末期腎不全（ESKD）透析療法導入に近い状態までをいう．AKI で述べた腎機能検査（SUN，sCr，UA，eGFR など）のほかに，電解質と血算（赤血球，Hb，Ht），血清鉄などが必要である．

＜電解質＞

AKI で測定する必須項目（Na，K，Cl）に加え Ca，P，Mg，Zn を検査する．

● Ca（カルシウム）

Ca の 99 ％は，リン酸 Ca の形で骨に存在し，残りの 1 ％が細胞内や血液中に含まれている．血清 Ca 濃度の約 50 ％は，神経や筋肉などの維持・調節に重要な役割を担っているイオン化 Ca（Ca^{2+}）である．残りの約 40 ％は蛋白（主としてアルブミン）と結合している．

[基準値]

8.4〜10.0 mg／dL

Ca 代謝異常がみられるときは，血清アルブミン濃度も同時に測定する．血清アルブミン値が 4 g／dL 以下の場合は，Payne の補正式（補正 Ca 濃度 mg／dL ＝実測 Ca 濃度 mg／dL＋4－アルブミン濃度 g／dL）を用いて補正 Ca 濃度を測定する．

[異常値の意義]

高 Ca 血症：悪性腫瘍と原発性副甲状腺機能亢進症が大半を占めている．多発性骨髄腫や甲状腺機能亢進症，ビタミン D・Ca 摂取過剰などで認められる．悪性腫瘍が疑われる場合には，intact PTH のほかに PTHrp（PTH related protein：副甲状腺ホルモン関連蛋白質）を測定すべきである．悪性腫瘍に伴う高 Ca 血症では，PTH 低値・PTHrp 高値となる悪性体液性高 Ca 血症

第Ⅱ章 臨床診断のポイント

（humoral hyperparacalcemia of malignancy: HHM）を示す.

低 Ca 血症：副甲状腺機能低下症や慢性腎不全，ビタミン D 欠乏症などでみられる.

● P（リン）

P は，副甲状腺ホルモンおよびビタミン D によって調節させる無機物であり，生体にとって重要な電解質である．80～85 ％がリン酸 Ca の形で骨に存在し，残りは筋肉などの細胞内に含まれている．細胞内の P は，細胞膜や核酸の構成や蛋白のリン酸化などに重要である．血清 P 値は，腸管からの吸収や細胞内外の移動，腎臓からの排泄によって変化する．高蛋白食を続けているひとは，高 P 血症になりやすいので，注意を要する.

[基準値]

2.5～4.5 mg/dL

[異常値の意義]

高 P 血症：慢性腎不全と原発性副甲状腺機能低下症が大半を占める．甲状腺機能亢進症，重症の溶血，糖尿病アシドーシスなどでも認められる.

低 P 血症：副甲状腺機能亢進症や尿細管アシドーシス，横紋筋融解症，溶血などでみられる.

● Mg（マグネシウム）

Mg の約 60～65 ％が骨組織内に，約 23 ％が筋肉組織，約 10 ％が脳や膵臓，肝臓，腸，腎臓などの臓器に分布している．Mg は細胞内では K に次いで多い陽イオンである．生理活性をもつ Mg はイオン型であり，生体内のホスファターゼ（脱リン酸化酵素）や解糖系，尿素サイクルに関わる各種酵素を活性化させる．したがって，Mg は細胞レベルのエネルギー代謝に不可欠な生体内微量元素である．血液中のイオン化 Mg はきわめて狭い範囲（0.53～0.67 mmol/L）に保たれているため，それを逸脱すると心筋収縮をすることができなくなり，心停止を引き起こすこともあるとされている.

[基準値]

血清 Mg 1.8～2.4 mg/dL

[異常値の意義]

高 Mg 血症：先天性巨大結腸症，肝炎，急性腎障害（乏尿期），慢性腎不全，尿毒症，慢性維持血液透析患者，Addison 病，Cushing 症候群，薬剤（抗アルドステロン薬，成長ホルモン，ビタミン D，酸化マグネシウムなど），ミルク・アルカリ症候群など

JCOPY 498-22476

低 Mg 血症：慢性下痢，過度の腸管切除患者，腎不全（多尿期），尿細管性ア
シドーシス，原発性アルドステロン症，甲状腺・副甲状腺機能亢進症，糖尿
病（ケトアシドーシス），Bartter 症候群，薬剤（ループ利尿薬，下剤，非経
口栄養輸液，低 Mg 輸液の大量投与など），妊娠，長期の授乳，慢性アルコ
ール中毒など

● **Zn（亜鉛）**

Zn は生命維持に不可欠な微量元素であり，骨格筋（約 60～70 %）と骨（約
20～30 %）に多く含まれている．

［基準値］

血清 Zn　66～118 μg / dL

［異常値の意義］

慢性腎不全が進行すると，保存期腎不全でも慢性維持血液透析患者でも Zn 欠
乏症を伴うことがあり，さまざまな症状を呈する．Zn 欠乏症は 表5 に示すよ
うに多彩な症状を呈する．

表5 亜鉛欠乏症の症状

- 味覚障害
- 嗅覚障害
- 皮疹（腸性肢端皮膚炎*）
- 脱毛
- 腹部症状（下痢・嘔吐など）
- 創傷治癒の遅延
- 成長障害　など

*亜鉛トランスポーター遺伝子の異常による常染色体劣性遺伝性の亜鉛
欠乏症である．
発育不全を伴う下痢と皮膚炎を断続的に併発することが特徴である．

＜亜鉛欠乏症診療ガイドライン 2018：International of Molecular Sciences，2020
年 4 月 22 日号＞

（ⅰ）症状（皮膚炎，口内炎，味覚障害など）/ 検査所見（血清アルカリホスフ
ァターゼ低値）のうち，1 項目以上を満たす．

（ⅱ）他の疾患が否定される．

（ⅲ）血清亜鉛が低値-血清亜鉛値 60 μg / dL 未満：亜鉛欠乏症，血清亜鉛値 60
～80 μg / dL 未満：潜在性亜鉛欠乏症とする．

（ⅳ）亜鉛補充により症状が改善する．

＜血算等＞

● **赤血球数**

赤血球数は，末梢血液 1 μL 中に含まれる赤血球の数を示している．

[基準値]

男性 410～530 万 / μL，女性 380～480 万 / μL

[異常値の意義]

基準値より低値であれば貧血であるが，赤血球形態や網赤血球，MCV，MCH，MCHC などからその原因を検索する．基準値よりも高値であれば絶対的・相対的赤血球増多症を考える．

● **ヘモグロビン（血色素量：Hb）**

Hb 値は，シアンメトヘモグロビンの型として末梢血液（血球＋血漿）100 mL 中に含まれる総血色素量を表している．

[基準値]

男性 14～18 g / dL，女性 12～16 g / dL

[異常値の意義]

基準値より低値であれば貧血であるが，赤血球形態や網赤血球，MCV，MCH，MCHC などからその原因を検索する．基準値よりも高値であれば絶対的・相対的赤血球増多症を考える．

● **ヘマトクリット（Ht）**

Ht 値は，赤血球の全容積が全血液容積に占める割合を表している．

[基準値]

男性 40～54 %，女性 37～47 %

[異常値の意義]

基準値より低値であれば貧血であるが，赤血球形態や網赤血球，MCV，MCH，MCHC などからその原因を検索する．

● **血清鉄（Fe），鉄結合能（UIBC と TIBC），フェリチン**

血清 Fe は Fe^{3+} の形でトランスフェリン（Tf）と結合している．健常者では Tf の約 1/3 が Fe と結合し，残りの 2/3 は未結合の遊離 Tf（不飽和鉄結合能：UIBC）として存在している．Tf が血清中の Fe と結合しうる能力（Fe＋UIBC）を総鉄結合能（TIBC）という．また，血清 Fe と TIBC の比率（%）（Fe÷TIBC×100 %）をトランスフェリン飽和度（TSAT）といい，透析患者などで用いられている．TSAT 20 %以上を目標とし，それ未満では鉄補充（内服または，静注）を行う．血清 Fe 濃度は Hb の生成と崩壊の程度によって左右され，

骨髄における造血が低下すれば Fe の流れは停滞し Fe 濃度は上昇する．逆に造血が亢進する場合には，Fe の利用が高まり血清 Fe 濃度は低下する．したがって，Fe は ESA や HIF-PH 阻害薬の使用時に注意すべき検査項目でもある．フェリチンは貯蔵 Fe 量をよく反映する鉄貯蔵蛋白であり，鉄欠乏性貧血では低下する．一方，悪性腫瘍や肝炎などでは細胞の崩壊により，血中フェリチン濃度は上昇する．その基準値は，測定法によりさまざまであり注意を要する．

[基準値]

血清 Fe　40〜188 μg / dL

TIBC　男性 253〜365 μg / dL

　　　　女性 246〜410 μg / dL

フェリチン（LAIA，LZ テスト FER）

　　　　男性 25〜280 ng / mL

　　　　女性 10〜120 ng / mL

[異常値の意義]

各種の血液疾患や肝疾患，悪性腫瘍などでは Fe 代謝に異常が生ずる．

3) ネフローゼ症候群が疑われる場合の必須検査

　診断基準（成人，小児）に合致すればネフローゼ症候群と診断されるが，原因は多彩である．尿検査が基本であり，高度の蛋白尿（3.5 g / 日以上，3.5 g / gCr 以上）がみられる．

● 血清総蛋白（アルブミン）

日常診療において血清総蛋白（アルブミン）量の測定は，栄養状態や高蛋白血症，低蛋白血症などをスクリーニングできる．

[基準値]

6.7〜8.3 g / dL

[異常値の意義]

血清総蛋白（total protein: TP）量は，アルブミンが約 60 %，免疫グロブリンが約 20 %を占めている．そのため，増加は免疫グロブリンが，低下はアルブミンが大きな原因となっている．

高蛋白血症：脱水症を除くと免疫グロブリンの著しい増加により起こる．多発性骨髄腫や原発性マクログロブリン血症，慢性炎症性疾患などで認められる．

低蛋白血症：通常アルブミンの減少により起こり，ネフローゼ症候群や蛋白漏出性胃腸症，重症肝障害，悪液質（低栄養）などで認められる．

- **血清総コレステロール（TC）**

  高コレステロール（TC）血症は，動脈硬化症（特に，冠状動脈疾患）や高血圧を呈しやすい．血中の TC 値は，肝臓における生合成や胆道からの排泄，腸管からの吸収および血中リポ蛋白代謝（脂質代謝）と密接に関連している．

  ［基準値］

  150～210 mg／dL

  ［異常値の意義］

  高値を示す原因：コレステロールの合成亢進と異化障害による体内への蓄積が考えられる．高 LDL-コレステロール（C）血症（基準値 140 mg／dL 未満）は家族性高コレステロール血症や甲状腺機能低下症，ネフローゼ症候群でみられる．

  低値を示す原因：肝実質障害や内分泌疾患，栄養障害があげられる．低 HDL-C 血症（基準値 35～80 mg／dL）は肝臓における HDL-C 産生低下ないし，TG-rich リポ蛋白の異化障害による産生低下などが考えられる．

- **中性脂肪（トリグリセリド：TG）**

  TG は生体におけるエネルギーの貯蔵と運搬に関与し，脂質代謝異常を知る有用な指標の一つである．高 TG 血症は，動脈硬化のリスクファクターであり，メタボリックシンドロームの診断基準にも入っている 図8 表6 ．

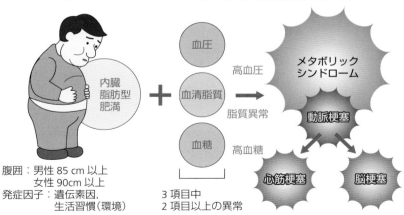

・お腹（臍高）の周りが大きく，血圧が高く血液中の脂肪・糖分が多い

腹囲：男性 85 cm 以上
　　　女性 90cm 以上
発症因子：遺伝素因，
　　　　　生活習慣（環境）

図8 メタボリックシンドロームとは？
該当者・予備群は，1,940 万人と推定される．

表6 メタボリックシンドロームの診断基準

内臓脂肪（腹腔内脂肪）蓄積	
ウエスト周囲径	男性≧85 cm 女性≧90 cm
（内臓脂肪面積　男女とも≧100 cm² に相当）	
上記に加え以下のうち 2 項目以上	
高トリグリセリド血症	≧150 mg/dL
かつ/または	
低 HDL コレステロール血症	<40 mg/dL
収縮期血圧	≧130 mmHg
かつ/または	
拡張期血圧	≧85 mmHg
空腹時高血糖	≧110 mg/dL

（メタボリックシンドローム診断基準検討委員会. 日内誌.
2005; 94: 794-809 より引用改変）

[基準値]

50〜149 mg/dL

[異常値の意義]

原発性高 TG 血症: 家族性脂質異常症で認められる.

続発性高 TG 血症: 食事性や糖尿病, 内分泌疾患, 膵疾患, 血液疾患, 末期腎
不全（ene stage kidney disease: ESKD）などで認められる. また, 副腎皮
質ステロイド薬の服用でも高値を示すことがある. ネフローゼ症候群で高
TC 血症のみならず高 TG 血症を示す場合には, ネフローゼ症候群が長期に
及ぶか, その程度が強いことを意味している.

低 TG 血症: 無 β リポ蛋白血症で認められるとされている.

コメント: 血中 TG は食後に高値を示すので, 正確な空腹時の値を知るためには検
査前に高脂肪食やアルコールの摂取を避け, 食後 10〜14 時間以上経過してから採
血する.

C 腎・尿路画像の読み方

　画像診断では, 患者に負担がかからない方法から順に行われる. それぞれの検
査の長所を活かすことを考えるとともに, 検査の限界（短所）を知ったうえで行
うべきである. また, それらの結果を総合的に判断し診断することが大切である.

① **腹部単純 X 線撮影**（<u>k</u>idney, <u>u</u>reter, urinary <u>b</u>ladder: KUB）

長所: 腎臓のおおよその位置・形・大きさを知ることができる．また，結石の有無や位置（下垂）を診断することができる．

短所: 結石の成分（尿酸，シスチン，キサンチン）によっては，腹部X線で映らないことがある．

② **超音波検査**（ultrasonography）

長所: 苦痛なく簡便に行うことができる．放射線を浴びる心配がないので，妊娠中でも実施できる．腎臓の位置・形・大きさ・腎臓内部の状態（腫瘍や嚢胞，結石の有無など）を知ることができる．

短所: 確定診断はできない．また，検査者の力量に左右されやすい．

③ **経静脈性腎盂造影**（intravenous pyelography: IVP）

長所: 造影剤を注射後，時間を追って腎（腎盂）から尿管，膀胱までの尿の流れを知ることができる．腎臓の位置・形・大きさ，腎盂の形・位置を確認できる．腎臓に貯まった造影剤の左右差から腎血管性高血圧（renovascular hypertension: RVH）の予測も可能である．また，排尿時に撮影し膀胱に貯まった造影剤を含んだ尿が尿管に逆流する膀胱尿管逆流現象（vesico-ureteral reflux: VUR）を診断しうる．

短所: 造影剤（ヨードなど）に対するアレルギーには注意が必要である．造影剤により腎障害（造影剤腎症）を引き起こしたり，腎機能をさらに悪化させることがある．また，被曝線量が多いため第1選択の検査にはなっていない．

④ **コンピューター断層撮影**（computed tomography: CT）

長所: 簡便に検査できるため嚢胞腎や腎腫瘍などの診断に有用である．IVPと同様に造影剤を用いて腎動脈や腎臓内部の様子を知ることができる．

短所: 造影剤（ヨードなど）アレルギーに注意が必要である．造影剤により腎障害（造影剤腎症）を引き起こしたり，腎機能をさらに悪化させることがある．また，被曝線量が多い．

＃CTや磁気共鳴画像診断装置（MRI）では，設備が備わった施設へ紹介する．

JCOPY 498-22476

第Ⅲ章
外来診療での臨床診断

　前述の症状・症候（第Ⅰ章）と診断のポイント・検査成績（第Ⅱ章）から臨床的に診断し，自ら診療を継続していくべきか腎臓専門医や透析療法担当医，泌尿器科専門医，糖尿病内科専門医へ紹介すべきかを考え，またその紹介時期を考慮する．

　腎臓病は，急性腎障害（AKI）と慢性腎臓病（CKD）の 2 つの疾患群に臨床分類される．

■ 2 大臨床分類
① 急性腎障害（AKI）（KDIGO 分類）
② 慢性腎臓病（CKD）（JSN 分類）

■ 主な腎臓病
　主な腎臓病には以下に示す多くのものがある．
① 腎炎: WHO 分類
　1）急性腎炎症候群（acute nephritic syndrome）
　血尿，蛋白尿，高血圧，浮腫，糸球体濾過量（GFR）の低下などが突然現れるものである．
　2）急速進行性腎炎症候群（rapidly progressive nephritic syndrome）
　血尿，蛋白尿，貧血が突然現れたり，偶然発見されるもので，急速に腎不全に陥る（予後不良の）ものである（急速進行性糸球体腎炎　指定難病 220）．
　3）再発性，持続性血尿（recurrent or persistent hematuria）
　偶然あるいは突然，肉眼的血尿を含む血尿が発見されるが，蛋白尿は少量か陰性で他の腎炎症状は認められないものである．
　4）慢性腎炎症候群（chronic nephritic syndrome）
　血尿，蛋白尿，高血圧が持続し，慢性に腎不全に進行するものである．

5）ネフローゼ症候群（nephrotic syndrome）

ネフローゼ症候群の診断基準（成人，小児）を満たすものである．

② 遺伝性家族性腎炎

Alport 症候群，家族性菲薄基底膜症候群（再発性，持続性血尿），Fabry 病，爪膝蓋骨症候群，多発性嚢胞腎など

③ 全身疾患による腎障害

ループス腎炎，糖尿病性腎臓病（DKD）など

④ 腎の血管障害

良性腎硬化症，悪性腎硬化症など

⑤ 尿細管・間質性腎炎

⑥ 痛風腎（高尿酸血症）

⑦ 尿細管機能異常

腎性糖尿，Fanconi 症候群，尿細管性アシドーシスなど

⑧ 中毒性腎障害

薬物，重金属など

JCOPY 498-22476

第Ⅳ章
外来診療で学ぶべき高頻度の腎臓病

　腎臓病には，腎臓そのものに病変が生ずるもの（原発性，または一次性）と他臓器の疾病が腎臓に影響をあたえるもの（続発性，または二次性），および遺伝性（家族性）に発症するものなど，多くの疾患が含まれている．しかし，自ら診療するにしろ腎臓専門医に紹介するにしろ，高頻度に認められる腎臓病の概要を理解しておくことが重要である．つまり，腎臓専門医などへの紹介または逆紹介された時には，各疾患についてある程度の基本的知識をもっておく必要がある．

1. 急性腎不全（ARF）から急性腎障害（AKI）へ

＜定義＞

　急性腎不全（acute renal failure: ARF）は，「急激な腎機能の低下により体液の恒常性（ホメオスターシス）が維持できなくなった状態」である．その結果，①乏尿（尿量 400 mL/日以下），または無尿（尿量 100 mL/日以下），SUN（10 mg/dL/日以上）あるいは血清クレアチニン（s-Cr）（0.5 mg/dL 以上）の連日の上昇，②非乏尿性急性腎不全などが認められる．

　しかし最近 ARF は，重症度に特化し早期発見と病態の層別化を軸とした急性腎障害（acute kidney disease: AKI）という用語にとって代わられている．AKI にはさまざまな分類があるが日本腎臓学会が推奨する KDIGO 分類によれば，①48 時間以内に血清クレアチニン（s-Cr）値が 0.3 mg/dL 以上増加した場合，②s-Cr 値がそれ以前 7 日以内にわかっていたか，予想される基準値より 1.5 倍以上の増加があった場合，③尿量が 6 時間にわたって 0.5 mL/kg 体重/時未満に減少した場合のいずれかを満たせば AKI と診断される．

2. 慢性腎臓病（CKD）とは？

＜定義＞

慢性腎臓病（chronic kidney disease: CKD）は，一つの腎臓病を意味するのではなく，下記に示す片方または両方が3カ月以上持続することにより診断される **表7**．つまり，腎障害を示唆する所見（検尿異常：蛋白尿・血尿，画像異常，血液異常，病理所見など）．特に，蛋白（アルブミン）尿の存在と推算糸球体濾

表7 慢性腎臓病（CKD）ステージ（CGA）分類

原疾患の記載 Kidney Int 2011; 80: 17-28

原疾患		蛋白尿区分		A1	A2	A3
糖尿病		尿アルブミン定量 （mg/日） 尿アルブミン/Cr比 （mg/gCr）		正常 30 未満	微量 アルブミン尿 30〜299	顕性 アルブミン尿 300 以上
高血圧 腎炎 多発性嚢胞腎 移植腎 不明 その他		尿蛋白定量 （g/日） 尿蛋白/Cr比 （g/gCr）		正常 0.15 未満	軽度蛋白尿 0.15〜0.49	高度蛋白尿 0.50 以上
GFR区分 （mL/分/ 1.73 m²）	G1	正常または 高値	≧90			
	G2	正常または 軽度低下	60〜89			
	G3a	軽度〜 中等度低下	45〜59			
	G3b	中等度〜 高度低下	30〜44			
	G4	高度低下	15〜29			
	G5	末期腎不全 （ESKD）	<15			

重症度のステージはGFR区分と蛋白尿区分を合わせて評価する．
重症度は原疾患・GFR区分・蛋白尿区分を合わせたステージにより評価する．CKDの重症度は死亡，末期腎不全，心血管死亡発症のリスクを ▢ のステージを基準に，▢ ，▢ ，▢ の順にステージが上昇するほどリスクは上昇する．

（KDIGO CKD guideline 2012を日本人用に改変）

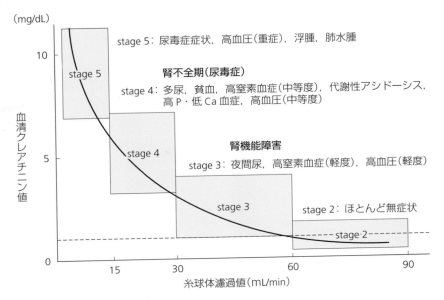

(mg/dL)

stage 5：尿毒症症状，高血圧（重症），浮腫，肺水腫

腎不全期（尿毒症）

stage 4：多尿，貧血，高窒素血症（中等度），代謝性アシドーシス，
高P・低Ca血症，高血圧（中等度）

腎機能障害

stage 3：夜間尿，高窒素血症（軽度），高血圧（軽度）

stage 2：ほとんど無症状

血清クレアチニン値

糸球体濾過値（mL/min）

図8　慢性腎臓病（CKD）の経過
（富野康日己，編．エッセンシャル腎臓内科学．東京：医歯薬出版；1997．p.196 より改変）

過量（eGFR）60 mL/min/1.73 m² 未満が重要であるとしている．CKD は原疾患（Cause：C），糸球体濾過量（eGFR：G），蛋白（アルブミン）（Albumin：A）尿の 3 項目により病期分類している（日本腎臓学会：CGA 分類 2012）．

　病期が進行すると体内に老廃物が蓄積し，体液の恒常性（水・電解質，酸塩基平衡）が維持できなくなる．さらに，血圧や造血機能，骨代謝などにも障害が起こり，多彩な症状が出現する．そうした状態が緩徐に進行するのが慢性腎不全（chronic renal failure：CRF）である　図8．CKD は緩徐な経過をとってはいるが，何らかの要因（感冒，発熱，下痢，脱水，薬剤など）によって急激に悪化することがあり（急性増悪：acute on chronic），十分な注意が必要である．

＜慢性腎不全 CRF・尿毒症 Uremia の症状＞

　CRF では，体内に蓄積した尿毒素（uremic toxin）による症状（尿毒症　uremia）だけでなく，本来産生あるいは活性化されるべき物質の減少によりさまざまな症状が出現する．

① 循環器症状

　腎不全での高血圧には，細胞外液の増加に起因する体液依存性のものとレニン

依存性のものなどがある．末期腎不全（透析療法期）では，細胞外液や循環血液量の増加，心膜炎，不整脈，虚血性心疾患およびブラッドアクセス（シャント）量によるうっ血性心不全などの頻度が高い．

② 呼吸器症状

代謝性アシドーシスが強くなると呼吸性の代償として Kussmaul 大呼吸を呈する．高度な肺うっ血による肺門部から両肺辺縁に向かう胸部 X 線上の蝶状陰影（butterfly shadow）は，尿毒症性肺臓炎（uremic lung）の特徴である．ときに，血性胸水の貯留や胸膜炎を呈することがある．

③ 消化器症状

尿毒症性口臭（"尿のような臭い"）や食欲不振をはじめさまざまな消化器症状がみられる．末期腎不全（ESKD）では悪心・嘔吐，下痢などがみられ，消化管出血をきたしやすい．

④ 血液異常

正球性正色素性貧血が徐々に進行し，ESKD では著明となる．これは，腎臓におけるエリスロポエチン（EPO）の産生低下により造血が行われず腎性貧血（renal anemia）を呈するものである．また，尿毒素（uremic toxin）による造血抑制や赤血球寿命の短縮，食事制限による栄養状態の悪化（たんぱく質・鉄分・亜鉛の不足）も関与していると考えられる．

⑤ 代謝性アシドーシスによる症状

代謝性アシドーシスが強くなると心筋の収縮力や末梢血管抵抗が低下し低血圧を示す．

⑥ 高 K 血症による症状

筋力低下や知覚異常，不整脈などがみられる．心電図所見は初期では T 波の尖鋭化がみられるが，高度になると QRS の開大や P 波消失，心室期外収縮を示し，ついには心停止をきたす **図 9A・B**．

⑦ 免疫不全

ESKD では細胞性免疫の低下がみられ，感染症に対し易感染性となる．肺炎や敗血症がみられ，特に透析療法患者には結核などの発症がみられる．また，透析療法患者では新型コロナウイルス感染症（COVID-19）に対する罹患率や死亡率が高い．

⑧ 骨関節症状

腎臓におけるビタミン D の活性化障害は，腸管からの Ca 吸収の低下をきたし低 Ca 血症を呈する．一方，リン（P）は腎臓からの排泄低下により高 P 血症と

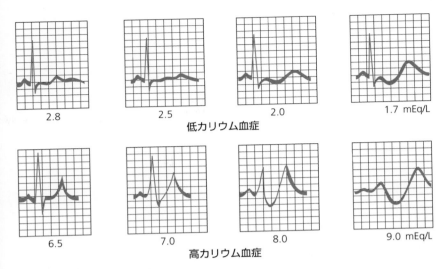

低カリウム血症

2.8	2.5	2.0	1.7 mEq/L

高カリウム血症

6.5	7.0	8.0	9.0 mEq/L

図 9A 血清 K 値と心電図所見

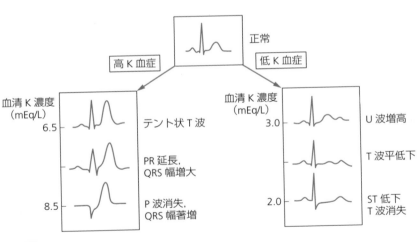

正常

高 K 血症　　　低 K 血症

血清 K 濃度
（mEq/L）

6.5　　テント状 T 波

　　　PR 延長,
　　　QRS 幅増大

8.5　　P 波消失,
　　　QRS 幅著増

血清 K 濃度
（mEq/L）

3.0　　U 波増高

　　　T 波平低下

2.0　　ST 低下
　　　T 波消失

図 9B

なり，二次性副甲状腺機能亢進症をきたす．骨痛や関節痛，病的骨折，異所性石灰化などの症状がみられる．骨病変は主に類骨（osteoid：骨組織の基質要素の一つ）の石灰化障害である骨軟化症，二次性副甲状腺機能亢進症に伴う線維性骨炎である．また，低 PTH 血症を示す無形性骨症やアルミニウム（Al）骨症も問題である．

⑨ 皮膚症状

ESKD では皮膚は乾燥し色素沈着のため黒褐色を呈する．しばしば皮膚瘙痒症を認めるが，二次性副甲状腺機能亢進症や高 Ca 血症の関与が考えられる．

⑩ 眼症状

眼底出血や緑内障，網膜剥離・出血などをきたし，視力障害を起こすことがある．眼球結膜に Ca 沈着が起こると充血して "red eye" を呈する．

⑪ 精神・神経症状

精神不安や集中力低下，うつ状態などを呈する．尿毒症性脳症では，意識障害や羽ばたき振戦，痙攣などがみられる．末梢神経では，下肢の遠位部に初発し対称性の知覚性および運動性障害がみられ，神経伝導速度の低下が認められる．

⑫ 透析アシドーシス

長期透析患者では，β_2-MG 由来であるアミロイド沈着が認められ，手根管症候群（carpal tunnel syndrome）が引き起こされる．また，骨の嚢胞形成や破壊性脊髄関節症（destractive spondylarthropathy）なども認められる．透析アミロイドーシスは全身の血管や消化管などに起こり，さまざまな臓器症状が出現する．

3. 糖尿病性腎臓病（DKD）とは？

<定義>

糖尿病腎症（diabetic nephropathy: DN）は糖尿病により慢性的に進行する腎障害であるが，確定診断は厳密には腎生検による組織所見によりなされる．病理組織学的には，糖尿病性糸球体硬化症をきたした結節性病変や輸出細動脈の硝子化が特異的な所見であり，浸出性病変とびまん性病変も知られている．しかし，すべての糖尿病患者に腎生検を行うことは難しいため，血糖値・HbA1c と臨床経過，検尿，腎機能検査，画像検査，その他の糖尿病性細小血管合併症（網膜症，神経症）などから総合的に診断する．最近は，糖尿病性腎臓病（diabetic kidney disease: DKD）という疾患概念が定着してきている．

<成因・病態>

① 遺伝因子

厳格な血糖・血圧管理にもかかわらず，糖尿病患者の約 30～40 ％が糖尿病腎

症を発症することから遺伝因子の関与が考えられる.

② 高血糖による細胞内代謝異常

③ 高血糖の持続による終末糖化産物 advanced glycation end products（AGEs）の蓄積

細胞外基質成分の蓄積亢進・分解低下

④ 糸球体血行動態の異常

糸球体高血圧（糸球体過剰濾過）

⑤ 腎血流自動調節能の異常

筋原反応と尿細管・糸球体フィードバック（TGF）の異常，レニン・アンジオテンシン系 renin-angiotensin system（RAS）の異常

＜糖尿病腎症と糖尿病性腎臓病の違い＞

糖尿病患者は，糖尿病と診断されたのち微量アルブミン尿や蛋白尿（顕性アルブミン尿）がみられない時期（糸球体濾過量がやや高めの時期：腎臓の腫大）から微量アルブミン尿がみられる時期を経て顕性アルブミン尿（蛋白尿）が出現する．その後，徐々に腎機能（糸球体濾過量 GFR）の低下が認められ ESKD へ進行する．これが，典型的な糖尿病腎症（diabetic nephropathy: DN）の経過である．これに対し，糖尿病患者で微量アルブミンや蛋白尿がみられないか，少ないのに GFR が低下してくる患者が認められる．これには，高血圧や脂質異常症，高尿酸血症，肥満，加齢などが関与していると考えられることから糖尿病性腎臓病（diabetic kidney disease: DKD）とよばれている.

＜糖尿病腎症の診断基準・分類＞

表8 にわが国の CKD 分類に合わせた糖尿病腎症分類を示す.

コメント：糖尿病患者のなかにアルブミン尿や蛋白尿をみずに腎機能が低下する患者がみられることから典型的な DN とは違う概念として，DKD が注目されている．今後は DKD という名称が用いられる.

表8 慢性腎臓病（CKD）分類に当てはめた糖尿病腎症分類

A. わが国の CKD 分類に合わせた糖尿病分類

アルブミン尿区分		A1	A2	A3
尿アルブミン/Cr 比 （mg/gCr）		<30 （正常アルブミン尿）	30〜299 （微量アルブミン尿）	≧300 （顕性アルブミン尿）
尿蛋白/Cr 比（g/gCr）				≧0.5 （持続性蛋白尿）
GFR 区分 （mL/分/ 1.73 m²）	G1　≧90	第 1 期 （腎症前期）	第 2 期 （早期腎症期）	第 3 期 （顕性腎症期）
	G2　60〜89			
	G3a　45〜59			
	G3b　30〜44			
	G4　15〜29		第 4 期（腎不全期）	
	G5　<15			
	（透析療法中）		第 5 期（透析療法期）	

B. 糖尿病腎症病期分類

病　期	尿アルブミン値（mg/gCr） あるいは 尿蛋白値（g/gCr）	GFR（eGFR） （mL/分/1.73 m²）
第 1 期（腎症前期）	正常アルブミン尿（30 未満）	30 以上
第 2 期（早期腎症期）	微量アルブミン尿（30〜299）	30 以上
第 3 期（顕性腎症期）	顕性アルブミン尿（300 以上） あるいは 持続性蛋白尿（0.5 以上）	30 以上
第 4 期（腎不全期）	問わない	30 未満
第 5 期（透析療法期）	透析療法中	

（日本糖尿病学会，編・著．糖尿病治療ガイド 2020-2021．p.84, 85．東京：文光堂；2020
より改変）

（2013 年 12 月　糖尿病性腎症合同委員会の分類を CKD 分類（表 7）（p.46）に合わせた
もの）

4. IgA 腎症（so called Berger 病）とは？

<定義>

　わが国で最も多く認められる（約 30〜40 %）原発性慢性糸球体腎炎で腎生検組
織の螢光抗体法・酵素抗体法的検索により確定診断される（指定難病 66）．1968

年，Berger らが初めて報告したことから，フランスでは Berger 病とも呼ばれている．腎糸球体メサンギウム領域と一部糸球体毛細血管壁に IgA（IgA1）優位の顆粒状沈着が認められる．他に IgG，IgM や補体 C3 の沈着が認められる．免疫複合体（抗原-抗体-補体複合体）によって惹き起こされるとされている．抗原刺激として，①上気道感染（ウイルス，細菌など），②腸管系感染，③飲食物刺激（グルテン・グリアジン，ミルクなど），④胆道系細菌感染や胆道閉塞などが考えられる．それらのうちの何らかの刺激により IgA1 hinge region（分子の蝶番部位）のガラクトースが欠損した形の galactose-deficient IgA1（GdIgA1）が形成されると考えられる．次いで，GdIgA1 が IgA や IgG，IgM と結合し，糸球体に沈着し炎症を惹起すると考えられる．また，孤発性のみならず，遺伝性 IgA 腎症も認められる．

　臨床的には，血尿，蛋白尿，高血圧を経て ESKD へと進展する．血清 IgA 315 mg/dL 以上，血清 IgA/C3 比 3.01 以上，血清 Gd-IgA1 高値も診断の参考となる．

＜病理診断基準：本邦での分類と国際（Oxford 分類）＞

　表9・10 に両分類をあげる．

＜IgA 血管炎，肝性糸球体硬化症との鑑別＞

　IgA 血管炎は，これまで Henoch Schönlein Purpura（HSP）Nephritis（紫斑病性腎炎）と呼ばれていた糸球体腎炎（指定難病 224）で，IgA 腎症と病理組織学的に大変類似した疾患である．臨床的には，IgA 血管炎でみられる皮膚の紫斑，腹痛（多発性の浅い胃・十二指腸潰瘍など），関節痛を除けば IgA 腎症とは区別がつかない．ただし，紫斑がみられない IgA 腎症患者の皮下細小血管壁にも IgA の沈着が認められることから両疾患は大変類似している．

　肝性糸球体硬化症（hepatic glomerulosclerosis）は，慢性肝炎，肝硬変，肝癌の患者で IgA 腎症と類似の糸球体病変が認められることがある．これは肝疾患に由来する病変であり続発性腎疾患に分類され，原発性の IgA 腎症とは区別される．

> コメント：著者はこれまで IgA 腎症の発症に関与している抗原物質（ウイルス，細菌など）を糸球体内や血中で証明するように努力してきたが，明らかな物質を同定することはできなかった．

表 9 IgA 腎症分類第 3 版 (厚生労働省難治性疾患克服研究事業進行性腎障害に関する調査研究班: IgA 腎症分科会)

A　IgA 腎症分類第 3 版　厚生労働省難治性疾患克服研究事業進行性腎障害に関する調査研究班: IgA 腎症分科会

【臨床的重症度分類】

臨床的重症度	尿蛋白 (g/日)	eGFR (mL/min/1.73 m²)
C-Grade Ⅰ	<0.5	—
C-Grade Ⅱ	0.5≦	60≦
C-Grade Ⅲ		<60

B　IgA 腎症分類第 3 版　厚生労働省難治性疾患克服研究事業進行性腎障害に関する調査研究班: IgA 腎症分科会

【組織学的重症度分類】

組織学的重症度	腎予後と関連する病変*を有する糸球体/総糸球体数	急性病変のみ	急性病変＋慢性病変	慢性病変のみ
H-Grade Ⅰ	0〜24.9 %	A	A/C	C
H-Grade Ⅱ	25〜49.9 %	A	A/C	C
H-Grade Ⅲ	50〜74.9 %	A	A/C	C
H-Grade Ⅳ	75 %以上	A	A/C	C

*急性病変 (A): 細胞性半月体 (係蹄壊死を含む), 線維細胞性半月体
　慢性病変 (C): 全節性硬化, 分節性硬化, 線維性半月体
注 1) これら 5 つの病変は, 2009 年に報告された「IgA 腎症 Oxford 分類」で採用された以下の定義に基づいて評価するものとする.
細胞性半月体: 3 層以上の管外性細胞増殖があり, その成分として細胞が 50 %を超える病変
係蹄壊死: フィブリンの滲出や核崩壊を伴った糸球体基底膜の断裂 (壊死の基準を満たすには, 少なくともこれら 3 つのうち 2 つの病変の存在が必要)
線維細胞性半月体: 細胞が 50 %未満で細胞外基質が 90 %未満の組み合わせからなる線維細胞増殖
全節性硬化: すべての糸球体毛細血管係蹄の硬化がみられるが, すべての係蹄に及ばないもの
線維性半月体: 90 %以上の細胞外基質からなるボウマン嚢円周の 10 %を超える管外性線維病変
注 2) 従来の予後判定基準で採用されていたボウマン嚢との癒着は, 以下の Oxford 分類の定義に従って厳密に評価したところ, 予後関連因子としては選択されなかった.
癒着: 糸球体毛細血管係蹄とボウマン嚢の間の連続した領域を指し, 管外性病変や分節性硬化病変とは区別される.

C　IgA 腎症患者の透析導入リスクの層別化

組織学的重症度 臨床的重症度	H-Grade Ⅰ	H-Grade Ⅱ	H-Grade Ⅲ＋Ⅳ
C-Grade Ⅰ	低リスク	中等リスク	高リスク
C-Grade Ⅱ	中等リスク	中等リスク	高リスク
C-Grade Ⅲ	高リスク	高リスク	超高リスク

(富野康日己. IgA 腎症を診る. 改訂 2 版. 東京: 中外医学社; 2020 より)

JCOPY 498-22476

表 10 IgA 腎症 Oxford 分類 (MESTC 分類)

(Coppo R, et al. Kidney Int. 2009; 76: 534-45, Coppo R, et al. Kidney Int. 2010; 77: 921-7 より)

病理パラメータ	定義		スコア	
メサンギウム細胞増多	<4	メサンギウム基質内のメサンギウム細胞数=0	M0	≦0.5
	4〜5	メサンギウム基質内のメサンギウム細胞数=1	M1	≧0.5
	6〜7	メサンギウム基質内のメサンギウム細胞数=2		
	<8	メサンギウム基質内のメサンギウム細胞数=3		
	メサンギウム細胞増多スコアはすべての糸球体の平均値として算出される*			
糸球体分節性硬化	糸球体毛細血管係蹄の硬化が分節性(全節性でない)にみられ,癒着を伴っていてもよい		S0 S1	なし あり
管内性細胞増多	糸球体毛細血管係蹄内の細胞増多により内腔が狭小化した状態		E0 E1	なし あり
尿細管萎縮/間質線維化	腎皮質領域における尿細管萎縮あるいは間質幅の%		T0 T1 T2	0〜25 % 26〜50 % >50 %

*メサンギウム細胞増多スコアは PAS 染色にて,メサンギウム領域に 4 個以上の核をもつ糸球体を 50 %以上認める場合を M1 とする.このように,実践的には必ずしも上記の正式なメサンギウム細胞増多スコアの算出を必要としない.

*MEST 分類に管外性細胞増殖(半月体)(C 病変)が加えられた.
　C0(半月体なし)
　C1(半月体形成率 0 より大きく 25 %未満)
　C2(半月体形成率 25 %以上)

(Hass M, et al. J Am Soc Nephrol. 2017; 28: 691-701)

・わが国と Oxford 分類の共通点は,分節性硬化を入れていること,癒着単独と動脈硬化病変の評価が必須事項に入っていないことである.
・国際雑誌に掲載するには MESTC 分類が求められる.

(富野康日己.IgA 腎症の病態と治療.東京:中外医学社;2019 より)

5. 高血圧性腎硬化症 (hypertensive nephrosclerosis) とは？

＜定義＞

高血圧性腎硬化症は，高血圧（動脈硬化症）の持続により糸球体に硬化病変が生じる良性腎硬化症と悪性腎硬化症に分けられる．

① 良性腎硬化症 (benign nephrosclerosis)

病歴から本態性高血圧が長期間持続し軽度ないし中等度の蛋白尿や腎機能低下が出現すれば本症と診断される．血尿がみられることもあるが軽度である．

慢性糸球体腎炎との鑑別診断が必要な場合には腎生検による組織学的検査が必要であるが，高血圧という診断がすでについていることから腎生検を行うことは少ない．

病初期では糸球体濾過量（GFR）は保持され腎血漿流量（RPF）が減少するため糸球体濾過率（filtration fraction: FF＝GFR÷RPF）は上昇する．

予後は比較的良好である．しかし，継続した降圧治療が必要で十分な降圧と尿蛋白の減少が重要である．

② 悪性腎硬化症 (malignant nephrosclerosis)

本態性高血圧や腎実質性疾患があり，①拡張期血圧の上昇（130 mmHg 以上）や②眼底所見異常（Keith–Wagener Ⅳ度〜Ⅲ度：乳頭浮腫，出血，軟性白斑），③進行性の腎機能低下（高度な蛋白尿，SUN・血清クレアチニン・尿酸の上昇，eGFR の低下），④血漿レニン活性・アルドステロンの高値（二次性高アルドステロン血症），⑤低 K 性アルカローシスなどが認められる．

急性腎障害（AKI）あるいは慢性腎不全（CRF），心・脳血管障害を合併することが多く，適切な降圧療法がなされなければ予後は不良である．しかし，近年さまざまな作用をもつ降圧薬の開発により，悪性高血圧の頻度は低下している．

＜診断基準と降圧目標＞

わが国の高血圧診断基準と降圧目標を　表2　（前出，p.13）と　表11　に示した．

表 11 降圧目標

	診察室血圧 (mmHg)	家庭血圧 (mmHg)
75 歳未満の成人 脳血管障害患者 　（両側頸動脈狭窄や脳主幹動脈 　閉塞なし） 冠動脈疾患患者 CKD 患者（蛋白尿陽性） 糖尿病患者 抗血栓薬服用中	<130/80	<125/75
75 歳以上の高齢者 脳血管障害患者 　（両側頸動脈狭窄や脳主幹動脈 　閉塞あり，または未評価） CKD 患者（蛋白尿陰性）	<140/90	<135/85

（日本高血圧学会高血圧治療ガイドライン作成委員会．日本高血圧治療ガイドライン 2019 より）

6. ループス腎炎（lupus nephritis）とは？

＜定義＞

　全身性エリテマトーデス（全身性紅斑性狼瘡 SLE，指定難病 49）は，20～40 歳代の女性（患者の 80～90 ％）に多くみられ，多彩な臨床症状を呈する膠原病（結合組織病）である．lupus の語源は "狼" というラテン語由来の「皮膚に食いこみ，かみちぎり，破壊する病気」という意味であり，急性期は電撃性である．通常は寛解と再燃を繰り返し慢性に経過する．ループス腎炎は，SLE の一症状である（p.5）.

＜疾患活動性＞

　ループス腎炎の免疫学的活動性をみるには，IgG クラスの抗 ds-DNA 抗体価と補体値が適している．疾患活動性が高い時期には DNA 抗体価が上昇し補体（CH50，C3，C4）は低下する．また，血中免疫複合体も増加する．

　尿沈渣では，1 標本に赤血球，白血球，各種の円柱（赤血球，顆粒円柱など）や細胞を同時に認める telescoped sediment（テレスコープ円柱：望遠鏡から派生した伸縮を表す意味）を呈する場合には，進行性糸球体腎炎像を呈する可能性

が高い.

＜診断基準と予後＞

　1982 年度改訂の ARA（アメリカリウマチ学会）の SLE 分類基準 表1 （p.5）のうち，腎障害以外の3項目を満足し，さらに1日0.5g以上（スポット尿の場合は3＋以上）の持続性蛋白尿，細胞性円柱（赤血球，ヘモグロビン性，顆粒性，尿細管性，あるいは混合性でもよい）が認められる場合には，ループス腎炎と診断される．血尿も認められる．表12 に，欧州／米国リウマチ学会の分類基準を

表12 **2019 年欧州/米国リウマチ学会全身性エリテマトーデス分類基準**

導入基準　抗核抗体≧1：80（これまでに）
↓
追加基準

1. 臨床項目と基準	スコア	2. 免疫学的項目と基準	スコア
全身症状		抗リン脂質抗体	
発　熱	2	抗カルジオリピン抗体	
血液学的検査		または	
白血球減少	3	抗 β_2GP1 抗体	
血小板減少	4	または	
自己免疫性溶血	4	ループス抗凝固因子	2
神経精神学的症候		補体	
譫妄	2	C3 低値または C4 低値	3
精神症状	3	C3 低値かつ C4 低値	4
てんかん発作	5	SLE 特異抗体	
皮膚粘膜症候		抗 dsDNA 抗体	
非瘢痕性脱毛	2	または	
口腔内潰瘍	2	抗 Smith 抗体	6
亜急性皮膚または円板状ループス	4		
急性皮膚ループス	6		
漿膜炎			
胸水または心嚢液貯留	5		
急性心膜炎	6		
筋骨格系症状			
関節障害	4		
腎障害			
蛋白尿＞0.5g/24 時間	4		
腎生検 classⅡまたはⅤループス腎炎	8		
腎生検 classⅢまたはⅣループス腎炎	10		

↓
導入基準をみたしスコア≧10で SLE と分類される

抗核抗体≧1：80 の患者に対して臨床的項目，免疫学的項目を点数（スコア）化し，
10 点以上であれば診断できる

(Arthritis Rheumatol. 2019; 71: 1400-12)

 JCOPY 498-22476

示す．SELENA-SLEDAT による疾患活動性の評価がなされている（臨床と研究．2021; 96: 647-53）．ループス腎炎の確定診断は腎生検による病理組織所見による．

　近年のループス腎炎の腎生存率は，約 80 ％と推察され改善してきている．予後不良は腎機能低下を伴うネフローゼ症候群や急速進行性糸球体腎炎症候群（RPGN）を呈する患者である．概して Ⅵ・Ⅳ・Ⅲ型が他型に比べ予後不良である 表13．

表13 ループス腎炎の病理分類（ISN/RPS による 2003 年分類）

Ⅰ型　微小メサンギウムループス腎炎
Ⅱ型　メサンギウム増殖性ループス腎炎
Ⅲ型　巣状ループス腎炎（50 ％未満の糸球体に管内・管外性病変）
Ⅳ型　びまん性ループス腎炎（50 ％以上の糸球体に管内性・管外性病変）
　Ⅳ-S 型：びまん性分節型
　Ⅳ-G 型：びまん性全節型
Ⅴ型　膜性ループス腎炎
Ⅵ型　進行した硬化性ループス腎炎（90 ％以上の糸球体が全節性硬化）

（日本腎臓学会・腎病理診断標準化委員会 / 日本腎病理協会編．腎生検病理アトラス．東京：東京医学社；2013 参照）

7. 多発性嚢胞腎（polycystic kidney disease: PCKD）とは？

＜定義＞

　PCKD には，常染色体優性遺伝と常染色体劣性遺伝の 2 型がある（指定難病67）．

① 常染色体優性多発性嚢胞腎（autosomal dominant polycystic kidney: ADPKD）

　常染色体性優性遺伝形式をとり，責任遺伝子は第 16 常染色体の短腕にあるもの（ADPKD-1）と第 2 常染色体の短腕にあるもの（ADPKD-2）がある 表14．

② 常染色体劣性多発性嚢胞腎（autosomal recessive polycystic kidney: ARPKD）

　常染色体劣性遺伝形式をとる PCKD であるが，責任遺伝子は不明である．両親が劣性遺伝子をもち発症は早く肝嚢胞などの腎外合併症をきたしやすい．発生頻度は低いが，多くが 10 歳以下で死亡するといわれている．PCKD の診断基準を 表14 に示す．

コメント: 本症への認知度が高くなり，診断は早期にできるようになってきたが，腎外症状と合併症への理解が重要である．ESKD への進展を阻止する治療の確立はいまだなされておらず，急務の課題である．最近は，ADPKD 患者（重篤な腎機能障害 eGFR 15 mL/min/1.73 m^2 未満）の治療に非ペプチド性バソプレシン V$_2$-受容体拮抗薬（サムスカ®）が用いられている．

表 14 ADPKD の診断基準（厚生労働省進行性腎障害調査研究班）

1. **家族内発生が確認されている場合**
   超音波断層像で両腎に嚢胞が各々 3 個以上確認される者．
   CT では，両腎に嚢胞が各々 5 個以上確認される者．
2. **家族内発生が確認されていない場合**
   1) 15 歳以下では，CT または超音波断層像で両腎に各々 3 個以上嚢胞が確認され，以下の疾患が除外される場合．
   2) 16 歳以上では，CT または超音波断層像で両腎に各々 5 個以上嚢胞が確認され，以下の疾患が除外される場合．

除外すべき疾患
   ① multiple simple renal cyst,
   ② renal tubular acidosis,
   ③ cystic dysplasia of the kidney,
   ④ multicystic kidney,
   ⑤ multilocular cysts of the kidney,
   ⑥ medullary cystic kidney,
   ⑦ acquired cystic disease of the kidney

＜腎症状と腎外合併症＞

　腎症状としては，蛋白尿と嚢胞の圧迫による腹痛（鈍痛）・不快感，嚢胞からの出血，嚢胞感染，尿濃縮能の低下による夜間尿・多尿などがみられる．嚢胞感染では，抗菌薬が感染部位に十分に届かないとか感受性の問題などで効果が乏しく高熱が持続する患者もみられ，注意が必要である．腎機能低下の持続とともに血圧が上昇することもみられることが多く，末期腎不全透析療法に進展しやすい．ADPKD-2 は，ADPKD-1 と比べ腎機能の予後は良好といわれている．

　腎外合併症は多彩で，肝・膵・脾嚢胞や脳動脈瘤，大動脈瘤，大動脈解離，心臓弁膜症，大腸憩室などが認められる．

コメント: ADPKD は若年期を経て中年期にかけて嚢胞が現れてくるので，診察時に嚢胞がなく（少なく）ても，定期的に超音波検査などで追跡検査をすべきである．また，脳動脈瘤や心臓弁膜症についても定期的に検査する．

8. ネフローゼ症候群（nephrotic syndrome）とは？

＜定義＞

　　原因は何であれ，表15 の診断基準を認めたときはネフローゼ症候群と診断される．診断基準は成人と小児に分けられている．臨床的には，高度の蛋白尿（尿の泡立ち）や圧痕性浮腫（pitting edema），水様性の喀痰，下痢などが認められる．原因は，表16 に示すように多彩である．

表15　ネフローゼ症候群の診断基準

1. 蛋白尿：3.5 g/日以上が持続する．
   （随時尿において尿蛋白/尿クレアチニン比が 3.5 g/gCr 以上の場合もこれに準ずる）．
2. 低アルブミン血症：血清アルブミン値 3.0 g/dL 以下．
   血清総蛋白量 6.0 g/dL 以下も参考になる．
3. 浮腫
4. 脂質異常症（高 LDL コレステロール血症）

注： 1) 上記の尿蛋白量，低アルブミン血症（低蛋白血症）の両所見を認めることが本症候群の診断の必須条件である．
　　 2) 浮腫は本症候群の必須条件ではないが，重要な所見である．
　　 3) 脂質異常症は本症候群の必須条件ではない．
　　 4) 卵円形脂肪体は本症候群の診断の参考となる．

（厚生労働省難治性疾患克服研究事業進行性腎障害に関する調査研究班：ネフローゼ症候群分科会．ネフローゼ症候群診療指針．日腎会誌．2011; 53: 78-122）

小児の診断基準
1. 蛋白尿：1 日 3.5 g 以上または 0.1 g/kg/日以上，または早朝起床時第 1 尿で 300 mg/dL 以上が持続する
2. 血清総蛋白：学童・幼児 6.0 g/dL 以下，乳児 5.5 g/dL 以下 血清アルブミン：学童・幼児 3.0 g/dL 以下，乳児 2.5 g/dL 以下
3. 血清コレステロール：学童 250 mg/dL 以上 　　　　　　　　　　幼児 220 mg/dL 以上 　　　　　　　　　　乳児 200 mg/dL 以上
4. 浮腫

［註］ 上記の 1，2 はネフローゼ症候群診断の必須条件だが，3，4 は必須条件ではないが，これを認めれば診断はより確実となる．
　　　蛋白尿の持続とは 3〜5 日以上をいう．

表 16 ネフローゼ症候群をきたす主な原因疾患

1. **一次性（原発性）ネフローゼ症候群**
   糸球体腎炎: 微小変化型ネフローゼ症候群,
   　　　　　　巣状分節性糸球体硬化症, 膜性腎症,
   　　　　　　膜性増殖性糸球体腎炎など

2. **二次性（続発性）ネフローゼ症候群**
   糖尿病性腎臓病, ループス腎炎（SLE）, アミロイド腎症,
   悪性腫瘍, 感染症など

＜3 大原発性ネフローゼ症候群の特徴＞

　原発性ネフローゼ症候群（指定難病 222）として微小変化型ネフローゼ症候群と巣状分節性糸球体硬化症, 膜性腎症の 3 疾患がある.

① 微小変化型ネフローゼ症候群（minimal change nephrotic syndrome: MCNS）

　臨床的には, 高度の蛋白尿が認められる. 腎機能の低下はほとんどみられないが, しばしばネフローゼ症候群の再発がみられる. 副腎皮質ステロイド薬に感受性のある人が多いが, 抵抗性で難治性の人, 依存性の人もみられる.

　発症機序は明らかにされていないが, 螢光抗体法や電顕による検索から免疫複合体の持続的沈着が関与している可能性は少ないと考えられる. 糸球体毛細血管壁（主として上皮細胞側）に通常存在している陰性荷電（anionic charge）が消失または減弱し, 糸球体基底膜（GBM）の透過性が亢進するためとする説がある. しかし, 膜の荷電に変化を与える原因は免疫複合体の一過性の沈着なのか, あるいはその他の因子（サイトカイン, 血管透過性因子など）によるものなのか明らかではない. また, 急性期には血清 IgE が高値を示すことがあり, アレルギーとの関連も考えられている.

〔特徴的病理組織所見〕

　腎生検組織の光顕による検索では, 糸球体の構築はよく保たれ, 内皮細胞またはメサンギウム細胞の増殖はほとんど認められない. 尿細管は一部に脂肪沈着がみられることがあるが, 尿細管の萎縮や間質への細胞（リンパ球, 単球, 好中球）浸潤や線維化などはみられない.

　螢光抗体法では, 糸球体内に免疫グロブリンや補体の特異的な沈着は認められない.

　電顕では, 上皮細胞の足突起の消失（foot process effacement）が認められる. この所見は副腎皮質ステロイド薬に良く反応すれば, 正常の構築となり陰性荷電の局在が正常に戻ることが証明されている.

② 巣状分節性糸球体硬化症（focal segmental glomerular sclerosis: FSGS）

臨床的に前述の MCNS と大きく異なる点は，治療が難しく ESKD に進展しやすいことである．

FSGS は副腎皮質ステロイド薬や免疫抑制薬などによる治療に抵抗性で難治性の糸球体疾患である．その原因や発症機序については，いまだ十分には解明されていない．

膀胱尿管逆流現象（vesicoureteral reflux: VUR）でも FSGS 様の変化がみられることがある．

〔特徴的病理組織所見〕

腎組織の主な病変は，皮質と髄質の境界部に認められる．

光顕では，糸球体毛細血管係蹄の末梢に巣状（focal）で分節性（segmental）の硬化性病変が認められるが，残りの糸球体毛細血管係蹄はほとんど正常である．

蛍光抗体法では，巣状の硬化部位に一致して IgM と C3 が顆粒状に沈着する．分子量の大きい（約 90 万〜100 万）IgM が，免疫的機序を介して糸球体に沈着しているのか，免疫とは無関係に単に糸球体毛細血管に引っ掛かった（trap）ものなのかは明らかではない．

コメント：糸球体に IgM の沈着がみられる糸球体腎炎として mesangial IgM nephropathy（メサンギウム IgM 腎症）が報告されている．この疾患は，FSGS とは異なり IgM が糸球体のメサンギウム領域にびまん性に顆粒状に沈着するのが特徴である．臨床的には，腎機能の低下をみる症例もみられるが，一般にはネフローゼ症候群を呈する．

③ 膜性腎症（membranous nephropathy）

膜性腎症は MCNS と同様に ESKD に移行しにくいが，ネフローゼ症候群の再発をみることが多い．

膜性腎症は，糸球体基底膜（GBM）にびまん性に多数の免疫複合体が沈着し，GBM のサイズ障壁（size barrier）や透過性に変化を与えているものと思われる．

原因については不明な点が多い．梅毒やマラリア，金，重金属，HB 抗原，腫瘍関連抗原（CEA など）といった抗原物質の関与があげられている．成人の膜性腎症では悪性腫瘍（特に，消化器系癌）を合併していることもあり，癌の有無についての十分な検索が必要である．

最近は新しい内因性の抗原物質（phospholipase A2 receptor: PLA2R）の報告もみられる．

〔特徴的病理組織所見〕

　光顕では，糸球体毛細血管壁がびまん性に肥厚し，PAM（銀）染色では，鋸歯状の変化（spike lesion）が認められる．しかし，糸球体内皮細胞やメサンギウム細胞の増殖，糸球体の硝子化（ヒアリン化：既存の組織が無構造な物質へと変化したもの）・硬化はみられないことが多い 図10 ．

　螢光抗体法では，IgG や IgM，C3 が糸球体毛細血管壁にびまん性に細顆粒状に認められる 図11 ．

　電顕では，高電子密度の沈着物（electron dense deposits: EDD）が，螢光抗体法で IgG・C3 が沈着している部位に一致して認められる．この EDD は特に上皮細胞下や GBM 内に認められ，大きさは小さく均一であるものが多い．

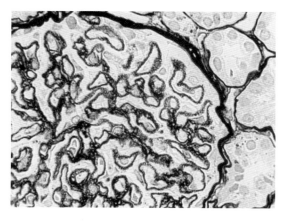

図10　膜性腎症
　　　（光顕，PAM 染色）
spike lesion がみられる．

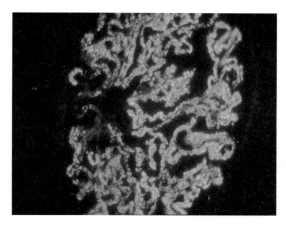

図11　膜性腎症
　　　（蛍光抗体法　IgG 染色）
IgG が顆粒状に糸球体毛細血管壁にびまん性に認められる．

JCOPY 498-22476

9. 尿細管・間質性腎炎とは？

＜定義＞

　尿細管・間質性腎炎は，尿細管・間質への細胞浸潤（好中球，リンパ球，単球/マクロファージ）と線維化，尿細管の萎縮，尿細管基底膜の肥厚が認められる疾患の総称である．その発症経過によって急性と慢性に分けられる．

＜発症機序＞

　尿細管・間質性腎炎の発症には種々の機序があげられている．

① Ⅰ型アレルギー反応

　外来抗原に対するⅠ型（即時型）アレルギー反応により，急性尿細管・間質性腎炎が引き起こされる．多くは薬剤〔特に，非ステロイド性抗炎症薬（NSAIDs），ペニシリン系・セフェム系抗菌薬〕で認められる．発熱や発疹など全身的にさまざまなアレルギー反応が出現することが多い．

② 抗尿細管基底膜抗体型（抗 TBM 抗体）尿細管・間質性腎炎

　尿細管基底膜（tubular basement membrane: TBM）に対する抗体が関与し尿細管・間質に細胞浸潤が認められる．尿細管に限局した対応抗原として，近位尿細管から分泌される 3M-1 と呼ばれる 48 kD の糖蛋白，あるいは 54 kD の糖蛋白や Goodpasture 症候群などの抗 GBM 型腎炎のⅣ型コラーゲン α3 鎖がある．

③ 免役複合体型尿細管・間質性腎炎

　TBM に免役複合体（免疫グロブリン，補体）が顆粒状に沈着することが特徴である．ループス腎炎や Sjögren 症候群に合併する尿細管・間質性腎炎でみられると考えられている．

④ 細胞性免疫型尿細管・間質性腎炎

　この機序について十分には解明されてはいない．薬剤性尿細管・間質性腎炎では，TBM に明らかな免疫グロブリンや補体の沈着を認めないにも関わらず，❶間質に単核球の浸潤を認めることや，❷原因薬剤に対するリンパ球幼若化試験 drug lymphocyte stimulation test（DLST）が陽性になることより，細胞性免疫が中心的な役割を演じていると考えられている．ぶどう膜炎を伴う尿細管・間質性腎炎（TINU 症候群あるいは Dobrin 症候群）では，腎間質とぶどう膜の共通抗原の存在や細胞性免疫による機序が想定されている．

⑤ その他

NSAIDs や鎮痛薬の長期服用が，プロスタグランジン（PG）産生を低下させ腎髄質への血流量低下を招き，腎乳頭壊死や慢性尿細管・間質性腎炎を引き起こす可能性があげられている．

10. 痛風腎 gouty nephropathy（urate nephropathy）とは？

＜定義＞

痛風腎の診断には痛風・高尿酸血症の診断が的確に行われていることが重要である．

- **狭義の定義**：痛風患者において病理組織学的に腎実質内に尿酸塩の沈着を認める場合とされている．
- **広義の定義**：痛風患者において臨床的になんらかの腎障害を認めた場合とされている．

＜分類＞

① 急性高尿酸性腎症

急激に血中尿酸が増加する病態（白血病や悪性リンパ腫の化学療法時）で，腎臓からの尿酸排泄が増加し尿酸による尿細管腔閉塞をきたす病態である．

② 慢性高尿酸性腎症（痛風腎）

慢性の高尿酸血症では，2種類の病態が共存している．

- **a）高尿酸血症による高尿酸尿症**：尿酸結石・尿細管腔内尿酸塩沈着を生じ，尿流障害をきたす．そのためネフロンの変性や細菌感染を生じ，最終的に慢性腎盂腎炎様変化を伴う慢性間質性腎炎に陥る．
- **b）痛風に合併する高血圧・脂質代謝異常・糖代謝異常**：細動脈硬化による腎硬化症をきたす．

＜臨床的特徴＞

病変部位の主体が腎髄質であるため，尿濃縮能の低下が最も早く高率に認められる．多尿や夜間尿，頻尿がみられるようになる．

早期での糸球体異常は比較的少ないため，蛋白尿は存在しても軽度である．

JCOPY 498-22476

GFR（Ccr）も腎障害がかなり進行してから低下する.

尿は酸性に傾きやすく，尿路結石の発症率も比較的高い.

近位尿細管が障害されると尿中 α_1-MG・β_2-MG・NAG 値が上昇する.

> コメント：高尿酸血症は，血管内皮細胞に障害を与えるとともに降圧しにくい状態を引き起こす.
> （日本痛風・核酸代謝学会ガイドライン改訂委員会，編. 2019年改訂高尿酸血症・痛風の治療ガイドライン第3版. 東京：診断と治療社；2019 参照）

11. 中毒性腎障害 drug-induced nephropathy （薬物，重金属）とは？

＜定義＞

さまざまな物質（薬物，重金属，有機溶媒や農薬などの化学物質など）が体内へ取り込まれたことにより生じる腎障害を「中毒性腎障害」という．そのうち，薬剤によるものは薬剤性腎障害と呼ばれている.

腎臓は単位重量当りの血流量がきわめて多く，しかも多くの中毒性物質が腎臓内で濃縮されるため外来物質による障害を受けやすい.

＜原因となりやすい薬物＞

表17 に薬剤性腎障害をきたしやすい薬剤を示す.

＜分類＞

① 腎血流低下による腎障害

② ネフローゼ症候群／蛋白尿を示す腎障害

③ 尿細管・間質性障害

④ 電解質・酸塩基平衡の異常

> コメント：著者は市販の風邪薬を服用したことにより，無尿（100 mL/日以下）と腎機能の著明な低下（s-Cr 13.0 mg/dL）をきたし AKI となり，血液透析が導入された患者を経験している.

表 17 薬剤性腎障害と原因薬剤名

経過	障害機序	種類	薬剤名
急性腎不全	1) 急性尿細管壊死: 尿細管細胞障害	(1) 抗菌薬	アミノグリコシド, バンコマイシン, アムホテリシン B, セファロスポリン系, イミペネム
		(2) 造影剤	
		(3) 重金属	プラチナ (シスプラチン), 水銀
	2) 前腎性: 腎血流量減少	(1) カルシニューリン阻害薬	シクロスポリン, タクロリムス
		(2) 造影剤	
		(3) 非ステロイド系抗炎症薬	
		(4) RA 系阻害薬	アンジオテンシン変換酵素阻害薬 (ACEI), アンジオテンシンII受容体拮抗薬 (ARB)
		(5) 高張浸透圧液	D-マンニトール, 低分子デキストラン, 濃グリセリン
	3) 急性間質性腎炎: 免疫学的, 炎症性	(1) 抗菌薬	ペニシリン系, セフェム系, リファンピシン, サルファ剤
		(2) 非ステロイド系抗炎症薬	フェノプロフェン, インドメタシン, イブプロフェン
		(3) 利尿薬	サイアザイド系, フロセミド
		(4) H$_2$ 受容体拮抗薬	シメチジン
		(5) その他の薬剤	アロプリノール, カプトプリル, フェニンジオン, フェニトイン, アザチオプリン
	4) 閉塞性: 尿細管内閉塞, 後腹膜線維症	(1) 高尿酸血症白血病の化学療法時	
		(2) 胆嚢造影剤	テレパーク
		(3) その他	メトトレキサート, アシクロビル, メチセルガイド
	5) 急性糸球体腎炎: 免疫反応		ペニシリン, ヘロニン, D-ペニシラミン
	6) 動脈周囲炎: 免疫反応		アンフェタミン, スルフォナミド, ペニシリン
	7) 溶血性尿毒症症候群: 免疫反応		シクロスポリン, マイトマイシン C
慢性腎不全	1) 慢注間質性腎炎		鎮痛薬, リチウム, シスプラチン, 鉛, カドミウム, 放射線療法, ニトロソ尿素, シクロスポリン
	2) 閉塞性		カルシウムとビタミン D 過剰投与, アセタゾラミド

(武井 卓, ほか. 腎機能低下をきたす薬剤性腎障害. 日腎会誌. 2012; 54: 985-90, 一部改変)

JCOPY 498-22476

12. 尿細管性アシドーシス renal tubular acidosis (RTA) とは？

＜定義＞

　尿細管性アシドーシス（RTA）は，尿細管機能の障害により代謝性アシドーシスをきたす症候群である．しかし，腎不全における代謝性アシドーシスはRTAには分類されない．

　RTA はアニオンギャップ anion gap（AG）$\{AG=Na^+-(Cl^-+HCO_3^-)\}$ が正常の高クロール性代謝性アシドーシスであり，HCl（または NH_4Cl）の蓄積または $NaHCO_3$（またはその同等の物質）の喪失が原因となる．

＜分類＞

　RTA は遠位型（1型），近位型（2型），高K性（4型，低アルドステロン血症型）の3つに分類される．

① 1型（遠位型）RTA

　原発性（特発性，家族性）RTAと後天性RTAがある．後天性RTAには，Sjögren 症候群，高 Ca 尿症，関節リウマチ，慢性高グロブリン血症，アムホテリシン B，肝硬変，SLE，鎌状赤血球症，閉塞性尿路疾患，リチウム，腎移植後などがある．

　集合管での水素イオン（H^+）の排泄障害があり，尿 pH は 5.5 以上であることが特徴である．

　低クエン酸尿症・高 Ca 尿症を伴うため，尿管結石や腎結石を合併しやすい．

② 2型（近位型）RTA

　原因として Fanconi 症候群が高頻度にみられる．

　Fanconi 症候群は，近位尿細管の広汎な再吸収障害により尿中にアミノ酸やリン酸，ブドウ糖，重炭酸イオン（HCO_3^-），尿酸，K が漏出される．

　シスチン症，チロシン症，ガラクトース血症，グリコーゲン蓄積症，Lowe 症候群，Wilson 病，Dent 病，重金属中毒，多発性骨髄腫，アミロイドーシス，軽鎖沈着症，抗癌剤，免疫抑制薬などでも起こることがある．これらのなかには，小児科領域で経験されることが多い疾患もみられる．

　くる病や骨軟化症を伴うことや成長障害を認める．

　アシドーシス存在時に尿 pH は 5.5 以下である．

低 K 血症による筋力低下や便秘が高頻度に認められる.

結石はまれである.

③ 4 型（高 K 型）RTA

原因はアルドステロン欠乏または抵抗性である.

高 K 血症による酸の排泄低下がアシドーシスに関与している.

低レニン・低アルドステロン血症により診断されることが多い.

成人では糖尿病性腎臓病，尿細管・間質性腎炎が，小児では副腎不全や先天性副腎過形成が高頻度に認められる.

JCOPY 498-22476

第V章
外来診療医が専門医に
紹介すべき時期は？

1. 腎臓専門医への診察依頼

　外来診療医から腎臓専門医への診察依頼で最も重要なことは，急性腎障害（AKI）および慢性腎臓病（CKD）での透析療法の適応を判定し透析療法の開始を依頼することである．次いで診察依頼で大切なことは，腎生検の実施と病理診断・治療方針決定への依頼である．

1）血液浄化療法（renal replacement therapy: RRT）の依頼
　　─適応・透析依頼時期─

① 急性腎障害（AKI）

　以下の3つの場合には，<u>速やかに</u>腎臓専門医へ紹介すべきである．

（1）急性腎障害単独の場合

　①脳症や出血傾向，肺水腫の出現，②乏尿（尿量400 mL／日以下）・無尿期（尿量100 mL／日以下）3日間，③1日2 kg以上の体重増加，④血清K値6 mEq／L以上，⑤重炭酸イオン（HCO_3^-）15 mEq／L以下，⑥血清クレアチニン（s-Cr）値7.0 mg／dL以上，⑦尿素窒素（SUN）80 mg／dL以上．

（2）多臓器不全（MOF）における急性腎障害の場合

（3）十分な利尿が得られない急性腎障害の場合

② 慢性腎臓病（CKD）

　CKDでは透析導入まで時間的な余裕が比較的あるが，糖尿病性腎臓病（DKD）では急にうっ血性心不全や肺水腫に陥ることがあるので依頼時期については十分な注意が必要である．

（1）慢性腎臓病（CKD）の場合

　患者・家族には外来診察時にCKDステージG4（GFR<30 mL／min）から透析療法や腎移植について詳しく説明し，理解を得るようにすべきである．G5（GFR<15 mL／min）（表7，p.46）では腎不全症状（尿毒症）などを総合的に判断し透析導入を準備する必要がある．

● 患者・家族への透析導入時期についての説明事項

以下の状態では，透析療法を導入する必要のあることを理解が得られるまで何度もかみ砕いて説明する．

❶ 尿毒症物質の一つである SUN 100 mg/dL 以上，血清クレアチニン（s-Cr）10 mg/dL 以上

❷ 食事療法や薬剤による治療でもコントロールできない高 K 血症（血清 K 6.0 mEq/L 以上）

❸ 尿への排泄低下による体内の水分過剰状態：肺水腫，うっ血性心不全など

❹ 乏尿（尿量 400 mL/日以下）の悪化

❺ 自殺目的などの薬物（農薬）中毒や薬剤性腎障害

（2）慢性腎不全の透析導入基準

慢性腎不全患者の透析導入基準は，| 表18 |のように決まっているが，この数値にとらわれることなく症状を加味して透析導入を考慮しなくてはならない．

表18 慢性腎不全透析導入基準

Ⅰ．臨床症状
1. 体液貯留（全身性浮腫，高度の低蛋白血症，肺水腫）
2. 体液異常（管理不能の電解質，酸・塩基平衡異常）
3. 消化器症状（悪心，嘔吐，食欲不振，下痢など）
4. 循環器症状（重篤な高血圧，心不全，心包炎）
5. 神経症状（中枢・末梢神経障害，精神障害）
6. 血液異常（高度の貧血症状，出血傾向）
7. 視力障害（尿毒症性網膜症，糖尿病性網膜症）
　これら 1〜7 小項目のうち 3 個以上のものを高度（30 点），2 個を中等度（20 点），1 個を軽度（10 点）とする．

Ⅱ．腎機能
　持続的に血清クレアチニン 8.0 mg/dL 以上（あるいはクレアチニンクリアランス 10 mL/分以下）の場合を 30 点，5〜8 mg/dL 未満（または 10〜20 mL/分未満）を 20 点，3〜5 mg/dL（または 20〜30 mL/分未満）を 10 点とする．

Ⅲ．日常生活障害度
　尿毒症状のため起床できないものを高度（30 点），日常生活が著しく制限されるものを中等度（20 点），通勤，通学あるいは家庭内労働が困難となった場合を軽度（10 点）とする．

以上のⅠ〜Ⅲ項目の合計点数が 60 点以上を透析導入とする．
　ただし，年少者（10 歳未満），高齢者（65 歳以上），全身性血管合併症のあるものについては 10 点を加算する．
（川口良人．慢性透析療法の透析導入ガイドラインの作成に関する研究．平成 3 年度厚生科学研究「腎不全医療研究事業」報告書．1992．p.125-32）

JCOPY 498-22476

2) 腎生検の依頼−適応と意義・禁忌

　外来診療医は，腎生検（renal biopsy）の適応と意義・禁忌についての理解をもったうえで腎臓専門医へ紹介する．腎生検は，腎臓病の診断・鑑別診断および病理学的重症度判定，予後判定，治療効果の判定などを行う重要な検査である．また，再腎生検では経過観察や治療効果の判定に有用である．腎生検には，エコーガイド（超音波）下非開放性腎生検が一般的であるが，場合によっては全身麻酔下開放性腎生検が行われる．腎生検で得られた組織を光学顕微鏡，蛍光顕微鏡（蛍光抗体法，酵素抗体法），電子顕微鏡を用いて病理組織学的検索を行う．腎生検は，日本腎臓学会が作成した「腎生検ガイドブック（2020）」に従ってなされるが，以下にその概要を呈示する．

3) 適応・意義・禁忌

① 血尿単独症例

　糸球体性血尿（変形赤血球の多い血尿）単独患者には定期的な観察を行い，蛋白尿を認めた場合には腎生検を検討する．また，腎不全の家族歴のある場合や上気道感染（感冒など）後の肉眼的血尿を認めた場合には，菲薄基底膜病（TBMD）やAlport症候群，IgA腎症を想定して腎生検を検討する．

② 蛋白尿単独症例

　ネフローゼ症候群を呈する場合には腎生検を検討する．蛋白尿1.0g/日以上（尿蛋白/クレアチニン比 1.0g/gCr以上）では，腎生検を検討する．蛋白尿1.0g/日未満0.5g/日以上（尿蛋白/クレアチニン比0.5g/gCr以上）では，一過性蛋白尿や起立性蛋白尿を除外したうえで，CKD G1〜G3 表7 （p.46）に対して腎生検を検討する．また，遺伝性腎炎や異常蛋白（M蛋白や尿細管性蛋白）を伴う場合には，腎生検を検討する．

③ 血尿と蛋白尿の両方を認める症例

　両方を認める患者には腎生検を検討する．しかし，腎機能低下患者（CKD G4〜G5）では，腎生検には慎重さが求められる．

④ 急性腎障害（AKI）症例

　腎性AKIの原因が不確かな場合には腎生検の適応と考えられる．しかし，腎萎縮や腎性貧血がみられる場合には慎重に検討する．

⑤ 検尿異常のある全身性疾患（SLE, 血管炎症候群, Dysproteinemia：蛋白異常血症）患者

　腎生検は大切な診断法である．

⑥ 糖尿病患者

　以下の病態鑑別に腎生検は有用である．❶糖尿病に特有の糸球体病変を呈する糖尿病腎症，❷糖尿病に特有の糸球体病変は乏しいが細動脈病変がみられる場合，❸糖尿病腎症以外の糸球体病変，❹（❶または❷）＋❸の場合．

4）腎生検の禁忌

　禁忌としては，❶呼吸停止30秒不可能（非開放性腎生検の場合），❷高度な全身衰弱，❸腎梗塞，❹腎動脈瘤，❺化膿性腎疾患，腎周囲膿瘍，腎周囲炎，❻高度のうっ血性心不全，❼単（片）腎などがある．腎臓専門医へ紹介する場合には，以上にあたらないことを確認する必要がある．

　著者は紹介受診された蛋白尿を示す患者に腎生検前検査として腹部 X 線撮影（KUB）と腎超音波検査を行ったところ，先天性の単（片）腎症が見つかり腎生検ができなかったことを経験している．

　腎生検による大出血や発熱などの合併症もみられることから，腎生検前にも腎臓専門医から再度患者・家族に十分な説明を行ってもらい同意を得ること（説明と同意：informed consent: IC）が必須である．

2. 糖尿病専門医への診察依頼

　DKD の診療では糖尿病専門医と腎臓専門医の連携が大変重要であり，外来診療医は両専門医とも連絡を密にする必要がある（"3 人主治医制"）．腎機能が低下してきた場合には，経口血糖降下薬では効果が不安定となり十分な効果が得られないことがある．そうした患者では，糖尿病専門医にインスリン投与について相談することが大切である．DKD 患者では経口血糖降下薬の継続にこだわることなく，効果不十分な場合にはインスリンの皮下注射をためらわずに導入すべきである．

3. 泌尿器科専門医への診察依頼

　腎不全の原因として腎後性が疑われる場合には，外科的尿路系疾患について泌尿器科専門医に診察してもらう必要がある．特に，前立腺肥大・癌により水腎症（hydronephrosis）となり腎不全に進展することがある．また，血尿精査のため細胞診（cytology）を日にちをかえて複数回行いで癌の疑いがみられた場合には，泌尿器科専門医を紹介する．

JCOPY 498-22476

第Ⅵ章
腎臓病 (特に，CKD) 治療のポイント
—基本的治療: 栄養・運動・薬剤—

　栄養と運動は，健康を保つうえで重要な両輪であり基本的な治療である．しかし，それでも改善しない場合には薬物療法を開始する．勿論，ただちに薬剤の投与が必要な場合には，薬物療法を優先する必要がある．

1. 管理栄養士不在での栄養食事指導は？

　栄養食事指導は管理栄養士に依頼することが多く，患者・家族に説明内容を十分に理解していただくよう何度も繰り返し行われている．管理栄養士による適切な指導は，腎臓病の治療に大きく貢献している．しかし，私たち医師自身はエネルギーやたんぱく質，炭水化物（糖質），脂質，塩分の量は指示できても実際どのようなものをどのくらい食べればよいのかなど，十分には理解できていない．そのため腎臓専門医を紹介受診の際に管理栄養士による栄養指導をも依頼することがとても大切である．また，近隣の「かかりつけ医」が数名まとまって相談し，管理栄養士に定期的に巡回指導をお願いしている事例もある．栄養食事管理に関する優れた解説書が多いので，参照されたい（後述．参考とした教科書・解説書 p.96 参照）．

1) 医師による基本的栄養指導方針
① エネルギー量
　必要エネルギー量は，年齢や性別，体重，身体（生活）活動量などにより個人で異なる．CKD での摂取エネルギーの処方にあたっては，体重の変化を観察しながら，適正なエネルギー量となっているかを経時的に評価し調整する必要がある．CKD でも糖尿病と非糖尿病では異なり，糖尿病でも非腎症と腎症では異なる．糖尿病では肥満の防止や解消が重視される．
- ●CKD ステージ 1〜3 患者: エネルギーの摂取過剰にならないように指導し，肥満防止・解消に努める必要がある．

- **CKD ステージ 4～5 患者**: 強いてエネルギー摂取を減らし痩せさせる必要はない.
- **CKD ステージ 5D（維持透析）患者**: 肥満度が高ければ高いほど生存率が高いという非透析患者とは逆の結果が報告されている. また一方で, 食欲が低下し栄養不足となり<u>サルコペニア</u>（筋肉量が減少し, 筋力や身体機能が低下した状態）や<u>フレイル</u>（虚弱: 加齢に伴い身体機能が低下し健康障害を起こしやすい状態）に陥りやすいため適切な栄養・食事が重要である.

<1 日に必要なエネルギー量>

❶ 栄養指導には標準（理想）体重が基本になる.

標準（理想）体重（kg）＝身長（m）×身長（m）×22

❷ 身体活動量

BMI（体格指数）＝体重（kg）÷身長（m）²
肥満あり（BMI 25 以上）: 20～25 kcal/標準体重/日
肥満なし: 25～35 kcal/標準体重/日

❸ 1 日の適正エネルギー

標準体重（kg）×身体活動量（kcal）

例）身長 165 cm, 体重 60 kg, 男性, 会社員（事務職）
❶ 標準（理想）体重（kg）＝身長（m）×身長（m）×22＝1.65×1.65×22＝59.9 kg≒60 kg
❷ BMI（体格指数）＝体重（kg）÷身長（m）²＝60÷1.65²＝22.04（肥満なし, 事務職）
❸ 1 日の適正摂取エネルギー量＝標準体重（60 kg）×身体活動量 30 kcal＝1,800 kcal/日
1 日の適正摂取エネルギー量は, 1 日 1,800 kcal となる.

② たんぱく質量

- **CKD ステージ 1～2 患者**: 尿蛋白量が 0.3～0.5 g/日以下に抑制されている場合には, たんぱく質摂取量に関して特に介入の必要はない. しかし, 薬物療法などによっても尿蛋白量の減少が不十分である場合には, 過剰な摂取は避けるよ

うに指導すべきである.

- **CKD ステージ 3 以上患者**: たんぱく制限食（0.6〜0.8 g/kg/日）が必要となる. 一般的に, たんぱく制限食では, 副食（主菜: すなわち, おかずとなる肉類・魚類・卵類・大豆製品などのたんぱく質）を中心に減量する. その反面, 主食（エネルギー源: ごはん, パンなど）を増量するが, これではおかずの割合が減少し患者にストレスを与えて継続が困難となることが多いので, 管理栄養士による指導が求められる.

<1 日たんぱく質摂取量計算>

・蛋白摂取量は, Maroni の式で推定できる.

> Maroni の式: 摂取蛋白量（g/日）（24 時間蓄尿）
> ＝〔尿中尿素窒素（mg/dL）×1 日尿量（dL）＋31 mg/kg×体重（kg）〕×0.00625

・高度蛋白尿（もしくは, ネフローゼ症候群）: 1 日蛋白排泄量を加味して計算する（尿蛋白未測定では, 0 ゼロで計算する）.
　尿中尿素窒素（UN, mg/dL）, 尿量（mL/日）, 体重（kg）, 尿蛋白（mg/dL）をインターネットで代入することで 1 日たんぱく質摂取量（g/日）を簡単に計算できる.
　　　　＃CKD 進行を阻止するため低蛋白調整食「治療用特殊食品」（主食系: 米類, パン, 麺類, もち, 小麦粉など）と副食系（調理済レトルト食品）などを活用するメリットが非常に大きいため管理栄養士による指導が必須である.

③ 食塩摂取量

　CKD 患者の食塩摂取量は, 6 g/日未満とするのが基本である.

- **CKD ステージ 1〜2 患者**: 高血圧や体液過剰（浮腫）を伴わない場合には食塩摂取量の増量は可能である.
- **CKD ステージ 3〜5 患者**: 体液過剰の兆候が認められる場合には, より少ない塩分摂取量に制限しなければならない.
- **CKD ステージ 5D（透析療法）患者**: 腎臓におけるナトリウム（Na）の調節能がないため過度の Na 摂取は口渇感が生じ, 水分摂取の増加による体重増加につながる. 透析患者, 特に無尿や体重増加が著しい患者においては, ガイドラインに示された以上に塩分は厳しく制限することがある.
　　　　＃CKD のなかでも尿細管・間質障害では, 尿細管での Na 再吸収能が

低下しており食塩喪失性のパターンを示す患者については，減塩食の適応ではない．

＜塩分制限の対策＞

外食は可能な限り控え，減塩製品（しょうゆ，みそなど）を利用する．しょうゆやソースは，かけるのではなく，小皿などにとってつけるようにする．新鮮な食材を用いたり食塩の代わりに柑橘系（レモン）の酸味や香辛料（胡椒）を使用することなどを指導する．インスタントラーメンの麺と汁（1個 8.1 g）や食パン（6 枚切 1 枚 0.8 g），加工食品（練り物：かまぼこ 1 枚 0.7 g，ちくわ，はんぺんなど），辛子明太子 1 腹 6.2 g，甘口塩鮭 1 切れ 2.1 g，真アジの干物 1 枚 1.8 g にも食塩が結構含まれていることを指導する．

＜1 日食塩摂取量計算：Tanaka の式＞

随時 Na（mEq/L），随時 Cr（mg/dL），年齢（歳），体重（kg），身長（cm）をインターネット上で代入することにより 1 日食塩摂取量（g/日）が簡単に計算できる．

④ カリウム（K）制限

高 K 血症患者では，新鮮な果物，果物の缶詰や新鮮な生野菜の摂取を減らすように指導する．缶詰の果物は生の果物より K は少なめであるが，K は水に溶けやすいため缶詰のシロップには K がたくさん溶け出ている．そのため，缶詰のシロップは飲まないように指導する．しかし，野菜の摂取をあまりにも制限しすぎると，ほかの大切な栄養素が不足したり食物線維不足となり高度な便秘を呈することがあるので，茹でこぼして野菜を摂取するように指導する．野菜など食材は，細かく切ってから水にさらすか，茹でたりする．茹でることで K 量は生食材に比べ以下のように減少する．キャベツ約 50％弱，ほうれん草約 30％弱，じゃがいも・なす約 20％弱，大根約 10％弱となる．しかし，栗やトウモロコシでは，洗っても茹でても K 量はほとんど変らない．また，茹でたものの水けをよく絞ったり，煮汁は飲まないように説明する．

CKD ステージ 4〜5 の場合，酸血症（academia）の存在や ACE 阻害薬・ARB の使用，抗アルドステロン薬の使用では血清 K 濃度の上昇をきたしやすい．血清 K 濃度が 6.0 mEq/L 以上を示す患者では，1 日量 1,500 mg 以下の K 摂取制限と高 K 血症治療薬（後述，p.91）投与が必要である．

⑤ リン（P），カルシウム（Ca），亜鉛（Zn），水分

　PやCa，Zn，水分については，特に管理栄養士による指導が必要である．加工食品やファストフードには，Pが多く含まれている．

⑥ 栄養状態の評価

　外来診療での診察所見と体重，ヘモグロビン（Hb），血清総蛋白・アルブミン，トランスフェリン（Trf）といった指標を経時的に評価する．

#指示栄養量（たんぱく常食）（1,800 kcal - 60 g）

エネルギー	1,800 kcal
たんぱく質	60 g×4 kcal＝240 kcal
脂質	50 g×9 kcal＝450 kcal
炭水化物（糖分）	280 g×4 kcal＝1,120 kcal
塩分	6.0 g 未満
K	2,000 mg

- - - - - - - - - - - - - - - -

炭水化物（糖分）	62 %
脂質	25 %
蛋白質	13 %
比率＝6：3：1	

2）外来診療医による栄養食事指導の1例

患者： 50 歳　男性　会社員（事務職）

　病名： 慢性腎臓病（原疾患：腎炎，CKD G3a，A2）

　体格： 身長 165 cm，体重 62 kg

　　　　標準体重　1.65(m)×1.65(m)×22＝59.9 kg

　栄養食事指示： エネルギー 1,800 kcal（30 kcal/標準（目標）体重 kg）

　　　　　　　　　たんぱく質 60 g（1.0 g/標準（目標）体重 kg）

　　　　　　　　　塩分 6 g（うち調味料分塩分 5 g）

- 1日の食品構成例は，以下のような大雑把な食事内容について説明することは可能である **図12**．しかし，詳細は管理栄養士の指導が必要である．

エネルギー 1,800 kcal　　　　　たんぱく質 60 g　　　塩分 6 g（うち調味料分塩分 5 g）

ごはん（パン・麺）・油・砂糖など

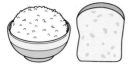　　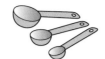　　

ごはん 180 g×3 食　　　油 10 g　　　　　　砂糖 10 g
小麦粉 15 g　　　　　　マヨネーズ 10 g　　　蜂蜜又はジャム 10 g

エネルギー源になります．＊パン・麺類で同じエネルギーを摂ると，たんぱく質が多くなります．

肉・魚・卵・豆類・牛乳など

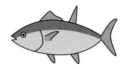　　　　　　

魚 60 g　　　　　肉 60 g　　　　　卵 50 g　　　　木綿豆腐 100 g

たんぱく質源になります．

いも・果物・野菜など

　　　　　　　　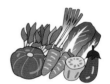

いも 100 g　　　　　果物 100 g　　　　　野菜 250 g

ビタミン・ミネラル源になります．

図 12　慢性腎臓病患者の食事
エネルギー 1,800 kcal，たんぱく質 60 g，塩分 6 g.
おおよそ，この位が食べられるとの食事指導内容を示す．

A 案
　朝食：トースト　食パン＋はちみつ・オリーブ油　80 g

　　　　　無塩トマトジュース　1 杯（150 g）

　　　　　生野菜サラダ　キャベツ，マヨネーズ

　　　　　（給与量 340.0 g，エネルギー 396 kcal，たんぱく質 8.1 g，

　　　　　食塩相当量 0.9 g）

JCOPY 498-22476

昼食: 外食

　ごはん　180 g（茶碗 1 杯）

　餃子　5 個

　わかめスープ　1 杯

　（給与量 478.0 g, エネルギー 615 kcal, たんぱく質 16.0 g,
　食塩相当量 3.3 g）

昼間食: コーヒー, ミルクチョコレート

　（給与量 170.0 g, エネルギー 100 kcal, たんぱく質 1.0 g,
　食塩相当量 0.0 g）

夕食: ごはん　180 g（茶碗 1 杯）

　生鮭　1 切れ

　揚げ出し豆腐　1/3 丁

　ほうれん草のナムル（ほうれん草を調味料とゴマ油で和えたもの）　80 g

　（給与量 505.8 g, エネルギー 709 kcal, たんぱく質 36.2 g,
　食塩相当量 2.3 g）

---

1 日合計給与量 1,493.8 g, エネルギー 1,820 kcal, たんぱく質 61.3 g,
食塩相当量 6.5 g

B 案

朝食: トースト　食パン＋はちみつ・オリーブ油　80 g

　無塩トマトジュース　1 杯（150 g）

　生野菜サラダ　キャベツ, マヨネーズ

　（給与量 340.0 g, エネルギー 396 kcal, たんぱく質 8.1 g,
　食塩相当量 0.9 g）

昼食: 外食

　ねぎとろ巻　1 本

　納豆巻　　1 本

　卵サラダ

　お茶

　（給与量 592.0 g, エネルギー 596 kcal, たんぱく質 24.7 g,
　食塩相当量 2.8 g）

夕食: ごはん　180 g（茶碗 1 杯）
　　　豚カツ（豚ロース）　100 g
　　　千切りキャベツ
　　　中濃ソース
　　　金平　ごぼう 50 g，にんじん 20 g，ゴマ油
　　　（給与量 471.0 g，エネルギー 855 kcal，たんぱく質 29.4 g，
　　　食塩相当量 2.3 g）

1 日合計給与量 1,403.0 g，エネルギー 1,847 kcal，たんぱく質 62.2 g，
食塩相当量 6.0 g

C 案

朝食: トースト　食パン＋はちみつ・オリーブ油　80 g
　　　無塩トマトジュース　1 杯（150 g）
　　　生野菜サラダ　キャベツ，マヨネーズ
　　　（給与量 340.0 g，エネルギー 396 kcal，たんぱく質 8.1 g，
　　　食塩相当量 0.9 g）
昼食: 外食　テイクアウト天丼
　　　海老・キス・隠元・茄子・南瓜
　　　（給与量 410.0 g，エネルギー 705 kcal，たんぱく質 23.8 g，
　　　食塩相当量 2.3 g）
夕食: ごはん　180 g（茶碗 1 杯）
　　　豚肉生姜焼き（豚ロース，脂身付き）　60 g
　　　白和え（木綿豆腐，ほうれん草，にんじん，こんにゃく，生しいたけなど）
　　　果物（リンゴ 1/2 個　100 g）
　　　（給与量 550.0 g，エネルギー 700 kcal，たんぱく質 25.4 g，
　　　食塩相当量 2.4 g）

1 日合計給与量 1,393.0 g，エネルギー 1,801 kcal，たんぱく質 57.3 g，
食塩相当量 5.6 g

JCOPY 498-22476

2. トレーナー不在での運動サポートは？

1)「腎臓リハビリテーション」とは？

　近年,「腎臓リハビリテーション」が話題になっている.「腎臓リハビリテーション」はCKD患者に対し腎臓病の進行抑制, 透析導入までの期間延長, 生活の質（QOL）の向上や生命予後の改善などを目的に, 運動療法をはじめ食事療法, 水分管理, 薬物療法, 教育, 精神的ケアなどを包括的に行うプログラムである.「腎臓リハビリテーション」の対象は, 保存期CKD患者と透析患者（CKD5D）である. 運動療法は, 体力や筋力を改善するだけでなく, たんぱく質の分解抑制やQOLの改善などをもたらすといわれている. AKIやCKDの急性増悪期では, 入院や絶対安静が必要なことも多いが, それ以外では「**適度な運動**」により体力を保持することが重要と考えられている.

2) CKD患者への運動指導を安全で効果的に行うには？

　CKD患者が運動療法を安全で効果的に実施するためには, 外来診療医によるメディカルチェックのもと患者の腎機能の程度や進行状態, 体重（肥満度・BMI）, 年齢, 性別などを評価したうえで, 運動の種類・強度や継続時間, 実施頻度を決める必要がある. CKD患者では, 心血管疾患（心筋梗塞, 狭心症, 脳血管障害など）を合併していることがあるので, 十分な検査が必要である. そのためには, 医師とトレーナー（健康運動指導士）の密接な連携が大切であるが, トレーナー不在の施設が大部分である. したがって, 医師自身による運動サポートへの理解と説明が重要になってくる. 運動サポートの知識を得るために拙著「慢性腎臓病・透析＆糖尿病の運動サポート」（法研, 2019）を患者と共に参照されたい.

3) 医師による基本的指導方針は？

　CKDの各ステージを通して十分な睡眠や休養は重要であるが, 特に運動制限の必要性はないとされており, 無理のない「**適度な運動**」をするほうがよいと考えられる. また, 極端な運動制限は体力を低下させQOLを損なう可能性もある. しかし一方で, 過度な運動を急に行うことは健常者であっても急性腎障害（AKI）を起こすことがあるため, CKD患者においては特に注意が必要である.

4）運動処方とは？

運動処方とは，患者の状態と目的に沿って最適な運動の種類，運動強度，継続時間や頻度などを示したものをいう．

① 運動の種類

CKD患者に勧められる運動は，「有酸素運動（ウオーキング1kmを15～20分かけて行う，スイミングプールでの歩行，自転車走行など）」と「レジスタンス運動：無酸素運動（筋トレ：ダンベル使用，ストレッチなど）」であるが，これらの運動を組み合わせて行うのが効果的である．身体能力や体力が低下している患者では，バランストレーニング（片足立ちなど）と組み合わせることも有効である．

② 運動強度

安全に運動を行うには，運動強度が重要である．強度が強すぎると心臓に負担がかかり，息が上がって運動を継続することができないばかりか，突然死のリスクが高くなる．逆に強度が弱すぎると運動療法の効果があがらない．

③ 運動強度

軽度～中等度

④ 継続時間

有酸素運動　20～60分，レジスタンス運動　1セット10～15回を1～3セット

⑤ 実施頻度

有酸素運動　週3～5回，レジスタンス運動　2～3回

5）著者が行っている適度な運動の実践例は？

「適度な運動」の具体的な指標としては，日本腎臓学会で定めた運動療法の実際が参考になる　表19．この表に記載した内容を実際の運動に活用することは，トレーナー不在ではなかなか難しいが，著者が外来診療の場で行っている運動指導のポイントを示す．

① 高度な肥満患者（体格指数BMI 25以上：BMI＝体重（kg）÷（身長m）^{2}）

医師から運動療法の指示を受けたからといって急に運動を開始することは，心血管系や膝関節などへの負担増加が考えられることから注意を要する．まずは，原疾患に応じて減量を徐々に行う（1カ月で1kg程度の体重減．糖尿病で高度肥満では1カ月で3kg程度の減量）ような栄養食事指導をしつつ，軽いウオーキング（1kmを15～20分を目安にする）から初め速足歩行（1kmを10～15分を目安にする），その後，軽いジョギングへと程度を強化していくことを指導

JCOPY 498-22476

表 19　運動療法の実際

CKD ステージ	運動強度
G1	5-6 メッツ以下
G2	
G3a	4-5 メッツ以下
G3b	
G4	3-4 メッツ以下
G5	

（日本腎臓学会　腎疾患重症化予防実践事業　生活・食事指導マニュアル改訂委員会．医師・コメディカルのための慢性腎臓病　生活・食事指導マニュアルを一部改変）

メッツとは，運動強度の単位で，安静時を 1 としたときと比較して何倍のエネルギーを消費するかで活動の強度を示したものである．（メッツ 1: 安静，2: ストレッチ，3: 普通歩き，4: やや速歩（93m/分），5: 速歩（107m/分），6: ゆっくりとしたジョギング・水泳，7: 山を登る，8: サイクリング（20km/分），9: ランニング（139m/分），10: 水泳〔速めのクロール（69m/分）〕/厚生労働省「健康づくりのための身体活動基準 2013」参照，一部改変）

する．BMI（body mass index: 体格指数）22 を目指すが，22 よりもやや高めが健康に良いとの報告もあり緩やかな減量が望まれる．運動は決して無理をせずに行い，水分補給を適宜行うことを指導する．

② 一日中座ったままの時間が長く，あまり動かない高齢者患者

　　動かずに座ったままでいると，筋肉線維が脂肪組織に変換し筋肉の萎縮による筋力の低下が起こる．この現象をサルコペニアと呼んでいる．急に散歩することを勧めるのではなく，まず座ったままでの両足（背・底）の上下運動から両足と下腿のマッサージ（下肢にたまった血液を心臓に戻すような感じ）図 13，テレビを見ながらの足踏みを定期的に行うことを勧めている．座ったままで両足先や両足かかとをあげる動作も効果的である．その後，起立し手で身体を支えながらストレッチ（下肢の沈み込み）や足踏み運動（バランストレーニング）へと進み，外出への意欲が出て歩行が可能であるならば，1 日 1 回 15〜30 分程度の散歩を家族とともに行うことを勧めている．運動は決して無理をせずに水分補給を適宜行う．

　　　　#拙著「慢性腎臓病・透析＆糖尿病の運動サポート」（法研，2019）には，保存期 CKD 患者のための運動プログラムと透析導入患者のための運動プログラムが用意されている．

● 足指 → 足首へのマッサージ

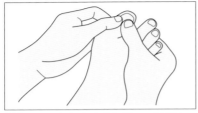

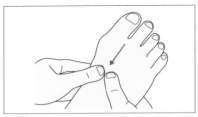

|1| 両手の親指と人差し指で，足指を
1 本ずつ，つま先からつけ根まで
軽く押しながらさすり上げる
※左右，それぞれ 1 分ずつ行う

|2| 両手の親指を足の指と指の間に当
てて足を軽く握り，足指のつけ根
から足首に向かってさすり上げる
（片足で計 4 か所）
※左右，それぞれ 1 分ずつ行う

● ふくらはぎ → ひざ裏へのマッサージ

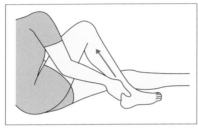

|1| 足首の裏に片手を当てる

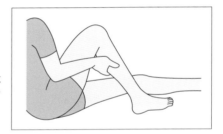

|2| 片手でふくらはぎを包み込むよ
うにしながら，ひざ裏に向かっ
てさすり上げる
※左右，それぞれ 1 分ずつ行う

図 13 慢性腎臓病患者の下肢マッサージ
特別な運動をしていない高齢患者は，まず両下肢のマッサージから開始する．
（慢性腎臓病・透析＆糖尿病の運動サポート．東京：法研；2019．p.87 より）

3. CKD ステージ別薬物療法は？

　腎臓専門医に紹介後診断が確定し，治療方針が示された場合にはその内容に従い，あるいは互いに相談して薬物療法を開始する．紹介せずに，あるいは紹介する以前に薬物治療を行うには，第 1 選択薬として腎臓に優しい・腎臓を守る安全性の高い治療はなにか，また副作用と注意点はなにかを考える必要がある．CKD に対する薬物選択の際は，①腎機能に応じた減量や②投与間隔の延長を考えねばならない．また，副作用として腎機能障害があげられる薬物は，投与を避けるのが原則である．本稿では，薬剤名は，一般名で記す．

JCOPY 498-22476

1) CKD ステージ別（1〜5）薬物療法

CKD ステージによる治療目標を **図 14** に示す.

① CKD ステージ 1〜2 患者

可逆性を期待して原疾患の治療を行うが，腎臓に悪影響を及ぼす可能性のある
ものは極力除外する．例えば，過剰な利尿薬投与による脱水状態や不適切な降圧
薬の投与（過降圧）による糸球体濾過量（GFR）の低下，NSAIDs による腎血流
量（RBF）の低下に遭遇する．アミノグリコシド系抗菌薬，ヨード造影剤など腎
毒性のある薬物は中止する．ステージ 1〜2 では腎性貧血は起こりにくいので，こ
のステージで貧血がみられた場合には，腎性貧血以外の原因を検索し治療する.

② CKD ステージ 3〜4 患者

ステージ 3 では非可逆的となった腎障害の進行を遅らせることが目標となる.
ステージ 4 では，腎不全による合併症の治療を重点的に行う．将来の血液浄化
（透析）療法や腎移植が必要になる時期を最大限先送りすることが主眼となり，

CKD 病期	生活習慣改善	食事指導	血圧管理	血糖値管理	脂質管理	貧血管理
ステージ G1 A2 G1 A3	禁煙 BMI＜25	高血圧があれば 減塩 6g/ 日未満	130/80 mmHg 以下	HbA1c 6.9% （NGSP 値） 未満	LDL·C 120 mg/dL 未満	腎性貧血以外の原因検索
ステージ G2 A2 G2 A3						
ステージ G3a A1 G3a A2 G3a A3		・減塩 6g/ 日未満 ・たんぱく質制限食 （0.8〜1.0g/kg体重/日）				・腎性貧血以外の原因検索 ・Hb 10〜12g/dL
ステージ G3b A1 G3b A2 G3b A3						
ステージ G4 A1 G4 A2 G4 A3		・減塩 6g/ 日未満 ・たんぱく質制限食 （0.8〜1.0g/kg体重/日） ・高 K 血症があれば 接種制限				
ステージ G5 A1 G5 A2 G5 A3						

図 14 慎性腎臓病（CKD）のステージによる治療目標（食事指導，血圧管理，血糖値管理，脂質管理，貧血管理）

＊蛋白尿 1 g/gCr 以上は 125/75 mmHg
（CKD 診療ガイド 2012 を元に作成）

原疾患や合併症，腎不全という病態に対する可能な限りの「集学的治療法」を行う．s-Cr の逆数（1/s-Cr）の傾きが腎機能低下の速度を示すと考えられることから，薬物療法を修正したり手術などのイベントがあるごとに計算しなおし評価する（前述，p.23）．

2）血圧管理

　腎機能障害の進行には糸球体高血圧（glomerular hypertension）が関与し残存する糸球体は代償性に肥大し，単一ネフロン（糸球体＋尿細管）への負荷は増大してくる．ステージ 1 以降に進行しているならば，全身血圧と糸球体内圧の是正（腎保護作用：降圧と尿蛋白の減少）の両者を考えた降圧薬による治療を行う．第一選択薬である ACE 阻害薬や ARB は糖尿病性腎臓病のみならず，非糖尿病腎疾患であっても腎保護効果が期待できる．

〔降圧目標〕

　尿蛋白 0.5～1.0 g/日以下あるいは，投与前の 60 ％以下を目標とする．尿蛋白が多ければ腎機能低下の速度が増すことから血圧は 130/80 mmHg 未満，1 日 1 g 以上の尿蛋白を認める患者の降圧目標は 125/75 mmHg 未満とする．ハイリスク群の階段から末期腎不全（ESKD）までの全ステージで血圧管理は重要である．

〔薬剤の選択〕

　ACE 阻害薬や ARB を投与すると血清クレアチニン（s-Cr）の上昇や高 K 血症がみられることがある．ACE 阻害薬や ARB の投与により s-Cr が前値の 30 ％以上上昇したり，1 mg/dL 以上の上昇が見られる場合や血清 K が 5.5 mEq/L 以上になる場合には薬剤を中止し腎臓専門医に相談する．ACE 阻害薬や ARB のみで十分な降圧が得られない場合は，カルシウム拮抗薬（CCB）や少量の利尿薬の併用を考える．ACE 阻害薬と ARB の併用は原則として行わない．β 遮断薬や α 遮断薬，中枢性交感神経遮断薬による降圧は CKD の進行に対して有利に働くため併用できる．しかし，アテノロールなど一部の β 遮断薬には腎排泄性のものがあり，投与の際は注意が必要である．

3）血糖管理

　CKD のいずれかのステージにおいても血糖管理は重要である．糖尿病性腎臓病における血糖管理目標は，HbA1c で 6.5 ％とする．

〔薬剤の選択〕

a. DPP-4 阻害薬

　食後，小腸の L 細胞から glucagon-like peptide 1（GLP-1）が分泌される．GLP-1 はインクレチンホルモンであり，インスリンの分泌促進やグルカゴンの分泌抑制などの作用がある．しかし，GLP-1 は分泌されたのち dipeptidase Ⅳ（DPP-4）によりただちに分解され，その効果は低下する．そこで，DPP-4 の活性を低下させ GLP-1 の作用を持続させるために開発され上市されたのが，DPP-4 阻害薬である．シタグリプチン酸水和薬やビルダグリプチン，アログリプチン安息香酸塩，リナグリプチン，サキサグリプチン水和物などがある．副作用として，低血糖，急性膵炎，腸閉塞などがある．

b. SGLT 2 阻害薬

　腎臓におけるブドウ糖再吸収の 90 ％は，近位尿細管 S1 セグメントに存在するナトリウムグルコース共輸送体（SGLT: sodium glucose cotransporter）2 により行われている．残りの 10 ％は S3 セグメントにある SGLT 1 によりなされている．SGLT 2 は小腸には存在しないことから，SGLT 2 阻害薬は小腸におけるブドウ糖吸収に影響を与えることなく，腎臓におけるブドウ糖の再吸収を抑制する．カナグリフロジン水和物，エンパグリフロジン，トホグリフロジン水和物などがある．SGLT 2 阻害薬には，血糖降下作用のほかに心・腎保護作用のあることが報告されているが，さらなる検討が必要である．副作用には，低血糖や脱水，多尿，頻尿，体重減少，腎盂腎炎などがある．

　　　＃腎機能障害の進んだ血糖管理のためには，比較的早期から経口糖尿病薬からインスリン治療への切り替えが望ましい．経口糖尿病薬は腎排泄性の薬剤が多い．また，低血糖予防の観点からスルホニル尿素（SU）薬の投与には注意が必要である．CKD ステージ 3〜5 では，ビグアナイド薬による乳酸アシドーシス，チアゾリジン系糖尿病薬による浮腫や心不全増悪の可能性がある．

4) 脂質管理

　脂質異常症（dyslipidemia）は CKD の増悪因子と考えられている．高 LDL-C 血症が心血管イベントのリスクである一方で，高度な腎機能障害患者においては低 HDL-C 血症が生命予後の規定因子であることも報告されている．難治性ネフローゼ症候群に LDL アフェレーシス（分離）が奏効する患者をみることがあり，高 LDL-C 血症を治療することは有益である．

〔管理目標〕

LDL-C 値で 100 mg／dL 未満を目標とする.

〔薬剤の選択〕

pleiotropic effect（多面発現効果）をもつスタチンは，LDL-C の低下・HDL-C の上昇とともに CKD の進行を抑制しうる可能性がある.また，スタチンには尿蛋白減少効果をはじめとした腎保護効果のあることが報告されている.フィブラート系薬剤の使用は腎機能低下患者あるいは，スタチンとの併用患者では横紋筋融解症のリスクが増大するため注意を要する.

5) 尿酸管理

高尿酸血症は痛風（発作）を引き起こすのみならず，血管内皮細胞障害や高血圧での降圧の妨げになるとされている.

〔薬剤の選択〕

尿酸産生抑制作用をもつアロプリノールは，腎機能低下患者への投与では Stevens-Johnson 症候群や無顆粒球症，過敏性血管炎などの副作用の頻度が高くなる.尿酸排泄促進薬であるベンズブロマロンは，1 日 2 L 以上の利尿と尿のアルカリ化（尿 pH の目標は 6.2〜6.8）を行わないと尿細管内に尿酸結石の集積が起こり，腎機能障害をきたすことがある.

6) 腎性貧血管理

貧血そのものによる腎組織の低酸素状態の持続は，低酸素に耐性の低い尿細管・間質を障害する.尿細管・間質障害は，さらにエリスロポエチン（EPO）の産生低下につながり悪循環となる.ステージ 3 以上に増悪すると腎性貧血を呈する患者が増加する.

〔管理目標〕

早期のエリスロポエチン製剤（ESA）投与は CKD の進行を阻止すると考えられており，2015 年版日本透析医学会「慢性腎臓病患者における腎性貧血治療のガイドライン」の治療管理目標（保存期腎不全および腹膜透析の Hb は 11〜13 g／dL，血液透析患者の Hb は 10〜12 g／dL に維持）を見据えて投与する.

ESA の投与による造血の促進により，鉄欠乏性貧血も合併しやすくなる.鉄補充療法の開始基準は，トランスフェリン飽和度（TSAT＝Fe÷TIBC×100 %）20 % 未満，血清フェリチン濃度 100 ng／mL 以下とする.

JCOPY 498-22476

〔薬剤の選択〕

a. HIF-PH 阻害薬

　腎不全保存期・透析療法期での貧血改善のため，エリスロポエチン（腎性貧血治療薬）が用いられてきたが，最近経口の HIF-PH 阻害薬が注目されている．生体にとって通常の酸素量の変化では HIF（低酸素誘導因子）が一過性に分泌されても，HIF-PH（低酸素誘導因子-プロリン水酸化酵素）により急速に分解されるため，造血系に問題は起こらない．しかし，高度の低酸素状態の患者や高地での生活者では，HIF-PH 阻害薬を服用すると HIF は分解されず安定化しエリスロポエチン（EPO）の産生増加と鉄利用の効率が向上し赤血球が増加すると考えられている．HIF-PH 阻害薬（バダデュスタット，ダプロデュスタットなど）は腎性貧血に対する経口薬である．それぞれの薬剤には，保存期 CKD 患者，血液透析（HD）患者および腹膜透析（PD）患者への適応がある．赤血球造血が刺激されるとヘモグロビン（Hb）合成も亢進するため鉄の必要量も増大するので，鉄欠乏時には鉄剤を投与する．重大な副作用（警告）として，脳梗塞や心筋梗塞，肺梗塞があらわれ，死に至る恐れがあると発表されている．その他には，糖尿病網膜症や網膜出血や発疹，皮膚炎，じんましん，高血圧などがある．

b. 鉄剤

　末期腎不全（ESKD）では食欲低下や悪心・嘔吐などがみられ，鉄欠乏になることが多い．経口鉄剤として徐放鉄剤（乾燥硫酸鉄），有機酸鉄（溶性ピロリン酸第 2 鉄，フマル酸第 1 鉄，クエン酸第 1 鉄ナトリウム）がある．副作用として，いずれも悪心・嘔吐，食欲不振，上腹部不快感などがある．

7）Ca・P 管理

　CKD ステージ 3 頃から Ca・P 代謝が乱れ，二次性副甲状腺機能亢進症が始まるとされている．低 Ca 血症・高 P 血症に対しては，沈降炭酸カルシウムの投与を開始する．コントロールできない副甲状腺ホルモンに対しては，異所性石灰化や動脈硬化性病変などに注意しながらビタミン D 製剤を投与する．

8）高 K 血症管理

　CKD ステージ 3 頃から顕性化することが多い．食事制限で是正できない場合は，ポリスチレンスルホン酸カルシウムやポリスチレンスルホン酸ナトリウムなどのイオン交換樹脂を投与する．最近，新しくジルコニウムシクロケイ酸ナトリウム水和物が上市されている．

9）代謝性アシドーシスの是正

CKD ステージ 4 頃から修正が必要となる場合が多く，重炭酸を補うために炭酸水素ナトリウム（重曹）が投与される.

10）経口吸着炭素製剤（尿毒症治療薬）

CKD ステージ 4〜5 を中心に，経口投与で尿毒症物質を除去できる球形吸着炭素製剤（AST-120）が投与される．eGFR の低下速度を和らげる効果が報告されたことから，特に早期 CKD 患者では効果がある可能性が示されている **図7**（p.23）.

① CKD ステージ 4 患者

CKD ステージ 4 では，これまでの治療を継続していくことに加えて本人や家族に腎代替療法の十分な説明を行い，もしも透析療法の導入になった場合により良い選択ができるように指導することが重要である．最初に腹膜透析や腎移植を考えるならば，残存腎機能の維持の面から早めに腎臓専門医に紹介すべきである.

〔薬剤の選択〕

● 酢酸亜鉛水和物

低亜鉛血症（亜鉛欠乏症：血清亜鉛値 60 μg/dL 未満，潜在的亜鉛欠乏：60〜80 μg/dL）とウイルソン病（肝レンズ核変性症）に適応のある薬剤である．低亜鉛血症では，味覚障害や食欲不振，皮膚炎，脱毛，貧血，口内炎などがある．腎不全が進行すると亜鉛欠乏による貧血を呈することがあり，酢酸亜鉛水和物の投与を検討する．酢酸亜鉛水和物の副作用には胃部不快感や悪心・嘔吐などあるが，重大なものに銅欠乏症がある．投与後は定期的に血清亜鉛（Zn）と銅（Cu）を測定すべきである.

② CKD ステージ 5 患者

CKD ステージ 5 では，腎代替療法の適切な導入が中心となる．ループ利尿薬の効果が薄れ，浮腫のコントロールは難しくなる．多種の降圧薬を併用しても降圧が不十分であったり，ESA 投与によっても改善できない貧血がみられる．薬物治療の限界を見極め，腎代替療法を円滑に導入できるようマネージメントする.

③ CKD ステージ 5D（血液透析療法）患者

診療は腎臓専門医・透析担当医や医療スタッフにゆだねられるが，血圧管理が困難な場合には透析日と非透析日で降圧薬の処方を変えるなどの工夫を要する．透析患者には，毎日の飲水量と体重の管理が求められる.

JCOPY 498-22476

4. 腎機能低下時に注意すべき薬剤と禁忌薬剤

腎機能が低下している患者では，腎排泄性薬剤の血中濃度が高くなり薬剤の副作用が生じやすくなる．CKD 患者においては複数の薬剤を使用することが多いため，さらなる腎機能の障害や薬物相互作用，副作用が生じやすい．したがって，腎機能を正確に評価し副作用のモニタリングや投与量の減量を行いながら使用する必要がある．

① レニン・アンジオテンシン（RA）系抑制薬（ACE 阻害薬，ARB）

CKD 患者では腎機能が高度に低下してきても，それまでの服用継続患者では RA 系抑制薬の積極的な使用を考慮するが，その際には有害事象が生じやすいため注意が必要である．糖尿病や高齢 CKD 患者では，RA 系抑制薬の使用によって，腎機能の低下や高 K 血症のリスクがある．したがって，RA 系抑制薬の投与中はこれらについて注意深い観察が重要であり，また開始時は低用量からとすることが必要である．腎機能の低下に関しては，30 ％までの低下までは許容するとしているが，腎機能が急激に低下してきた場合は腎臓専門医に相談することが望ましい．

高 K 血症についても，5.5 mEq/L 程度まではイオン交換樹脂や重曹を使いながら対応することが可能であるが，それ以上に上昇する場合には腎臓専門医による治療が勧められる．

② 抗菌薬

抗菌薬には腎排泄性と胆汁排泄性（肝代謝性）があるが，多くの殺菌薬は腎排泄性である．そのため，腎機能低下 CKD 患者では減量または投与間隔の延長が必要となる．治療域の狭い薬剤を使用する際には，薬剤血中濃度モニタリング（therapeutic drug monitoring: TDM）を行う．代表的な薬剤として，ジゴキシンやアミノグリコシド系抗菌薬などがあげられる．抗菌薬には，それ自体で腎障害が生じる場合（薬剤性尿細管・間質性腎炎，急性尿細管壊死など）があるので注意を要する．

③ 非ステロイド性抗炎症薬（NSAIDs）

CKD 患者に NSAIDs を投与すると，さらなる腎機能の悪化を招くことがある．NSAIDs の腎障害リスクを増大させる因子として，脱水や利尿薬・造影剤の使用，高齢者，高血圧などがあげられる．NSAIDs の使用は疼痛に対する対症療法であり，理解が得られれば CKD 患者には使用を避けることや減量が望ましい．

④ 造影剤

　最も腎障害（造影剤腎症）をきたしやすい薬剤の一つである．造影剤腎症のハイリスク因子として，CKD や糖尿病（腎症）患者，脱水，高齢者，心不全，利尿薬の使用などがあげられる．腎障害がなくても 1〜6％の患者に造影剤腎症（造影剤使用後 24 時間で血清クレアチニン値が 25％以上上昇）を発症するといわれている．造影剤腎症は CKD ステージ 5 患者ではほぼ必発するので，その予防には十分な輸液（half saline）による利尿が重要である．

5. 慢性腎臓病（CKD）ステージ別使用禁忌薬剤

　腎機能障害患者では，薬剤の排泄が低下するため副作用が生じる可能性が高くなる．腎排泄薬剤を用いる場合には，Ccr や eGFR の測定により腎機能を評価し，使用の可否を決めることが重要である．

① CKD ステージ 1〜2 患者

　腎機能が低下していない CKD 患者においては，禁忌薬剤としての指定は少ない．

- **ネフローゼ症候群**: NSAIDs や利尿薬の使用によって腎機能を落とす可能性がある．
- **アルブミン尿または蛋白尿を伴う糖尿病腎症患者**: 降圧薬である選択的アルドステロン受容体拮抗薬のエプレレノンは，少量でも高 K 血症を生じることがある．

② CKD ステージ 3〜4（以上）

　腎機能が軽度〜中等度に障害されている場合には，薬剤の蓄積性や腎障害の生じる頻度より禁忌薬剤が示されている．

- **糖尿病性腎臓病（DKD）治療薬（経口血糖降下薬）**: メトホルミンは CKD 患者では乳酸アシドーシスを生じるリスクがある．さらに，相互作用として，メトホルミンと造影剤との併用は腎機能正常者であっても禁忌である（造影剤の使用によって腎症が生じる場合には，乳酸アシドーシスを生じる可能性がある）．スルホニル尿素（SU）薬は，重篤な腎機能障害患者では低血糖が生じる可能性がある．
- **脂質異常症（高脂血症）治療薬**: 中性脂肪（TG）を低下させる作用のあるフィブラート系薬剤（ベザフィブラート）は血清クレアチニン（s-Cr）2.0 mg/dL 以上で，フェノフィブラートは s-Cr 2.5 mg/dL 以上で使用禁忌である．

- **ヨード造影剤（CT検査用）**：重篤な腎臓病のある場合には，さらなる腎機能の低下をきたすため原則禁忌となっている．しかしながら，心臓カテーテルによる治療時など造影剤使用の有益性が高い場合には，十分なインフォームドコンセント（IC）のもとに十分な利尿を図り使用されることもある．
- **ガドリニウム造影剤（MRI検査用）**：MRIのガドリニウム造影剤には腎性全身性線維症（nephrogenic systemic fibrosis: NSF）発症のリスクがあり，高度の腎障害患者には禁忌である．
- **緩下剤（高度便秘治療）**：腎機能障害患者では，マグネシウム（Mg）の排泄遅延が生じ，酸化マグネシウムの長期服用ではMg中毒が起こりやすい．
- **消化性潰瘍治療薬**：透析患者にアルミニウムを含有するスクラルファート（防御因子増強薬）や水酸化アルミニウムゲル製剤（制酸薬）を長期投与されるとアルミニウム脳症を起こす危険性があり禁忌である．
- **降圧薬**：CKD患者での選択的アルドステロン受容体拮抗薬エプレレノン服用は高K血症を発現しやすいため，中等度以上の腎機能障害（Ccr 50 mL/分未満）患者では禁忌である．また，高K血症（5.0 mEq/Lを超えている）の患者にも禁忌である．
- **骨粗鬆症治療薬**：ビスホスホネート（リセドロン酸ナトリウム）はCKDステージ4相当（Ccr 30 mL/分未満）では禁忌である．

　#その他にも腎機能障害患者における禁忌薬剤は数多く存在するので，添付文書などを参照し禁忌薬剤であるかどうかを確認する．

■参考とした教科書・解説書

・富野康日己, 著. かかりつけ医のための腎疾患診療ガイド. 日常診療のエッセンスと専門医との連携ポイント. 東京: 文光堂; 2015.
・富野康日己, 編. NEW エッセンシャル腎臓内科学第 2 版. 東京: 医歯薬出版; 2015.
・富野康日己, 監修. 計算いらず腎臓病のおいしいレシピ. 東京: 学研; 2016.
・富野康日己, 著. 専門医が伝える腎臓病診療基本レクチャー. 東京: 中外医学社; 2017.
・富野康日己, 監修, 金子一成, 鈴木祐介, 編. 尿検査のみかた, 考えかた. 東京: 中外医学社; 2018.
・富野康日己, 編著, 大山恵子, 運動監修. 慢性腎臓病・透析＆糖尿病の運動サポート. 東京: 法研; 2019.
・富野康日己, 監修. IgA 腎症の病態と治療. 東京: 中外医学社; 2019.
・富野康日己, 著. 慢性腎臓病 CKD をマネージする. 東京: フジメディカル; 2020.
・富野康日己, 編著, 牧野直子, 料理制作. 改訂新版　腎臓病の基本の食事. 東京: 学研プラス; 2020.
・富野康日己, 編著. おいしい腎臓病の食事. 東京: 法研; 2021.
・富野康日己, 著. 透析看護基本レクチャー　透析ナーシング 55 の質問. 大阪: フジメディカル; 2021.
・富野康日己, 監修. 糖尿病性腎臓病の病態と治療. 東京: 中外医学社; 2021.

JCOPY 498-22476

索引

▶ あ

悪性腎硬化症	9, 56
足踏み運動	85
圧痕性浮腫	11
アニオンギャップ	69

▶ い

1日食塩摂取量計算	78
遺伝性血管性浮腫	12
イヌリンクリアランス	22

▶ え

栄養食事指導	75
エネルギー量	75
エリスロポエチン（EPO）	48
エリスロポエチン製剤（ESA）	90
塩基過剰	26

▶ か

外来血圧	14
加工食品	79
活性化経路	31
家庭血圧	14
ガドリニウム造影剤	95
カリウム（K）制限	78
肝性糸球体硬化症	53
完全無尿	8
管理栄養士	75

▶ き

急性腎炎症候群	12, 43
急性腎障害	5, 7, 43, 45
急性腎不全	45
急速進行性腎炎症候群	12, 43
局所性浮腫	11
鋸歯状の変化（spike lesion）	64

▶ く

グリコアルブミン	34

グリコヘモグロビン	34

▶ け

経口吸着炭素製剤（尿毒症治療薬）	92
経静脈性腎盂造影	42
血液浄化療法	71
血清ガラクトース欠損型	
糖鎖異常 IgA1	31
血清クレアチニン（s-Cr）	7, 22
血清クレアチニンの逆数（1/s-Cr）	23
血清シスタチン C	28
血清総コレステロール	40
血清総蛋白	39
血清鉄	38
血清尿酸	29
血清尿素窒素	21
血清補体価	31
血糖	33
顕微鏡的血尿	3

▶ こ

抗 DNA 抗体	32
高 K 血症	48, 91
降圧目標	57
抗核抗体	32
抗菌薬	93
高クロール性代謝性アシドーシス	69
高血圧性腎硬化症	9
抗好中球細胞質抗体	27
抗糸球体基底膜抗体	28
抗ストレプトキナーゼ	27
抗ストレプトリジン O	27
高電子密度の沈着物	64
紅斑	10
混濁尿	2
コンピューター断層撮影	42

▶ さ

再発性持続性血尿	16, 43
細胞診	20
酢酸亜鉛水和物	92
サルコペニア	76, 85

▶ し

糸球体濾過量	3

脂質管理	89
紫斑	5, 10
重炭酸イオン	26
食塩摂取量	77
新型コロナウイルス感染症	
（COVID-19）	48
腎生検	73
腎性高血圧	13
腎性全身性線維症	95
腎性貧血	9, 90
腎臓専門医	71
心臓弁膜症	60
腎臓リハビリテーション	83
腎代替療法	92

▶ す

推算糸球体濾過量	23
ストレッチ	85

▶ せ

赤血球数	38
全身性エリテマトーデス	5, 57
全身性浮腫	11

▶ そ

造影剤	94
巣状分節性糸球体硬化症	63

▶ た

代謝性アシドーシスの是正	92
多発性嚢胞腎	16, 59
たんぱく質量	76

▶ ち

中間尿	17
中性脂肪	40
中毒性腎障害	67
超音波検査	42

▶ つ

痛風腎	66

▶ て

鉄結合能（UIBC と TIBC）	38
鉄剤	91

▶ と

糖尿病性腎臓病	15, 50
糖尿病専門医	74
動脈血 CO_2 分圧	25
動脈血 O_2 分圧	25
動脈血 pH	25
特発性浮腫	12
トランスフェリン飽和度	38
トレーナー（健康運動指導士）	83

▶ な

内因性クレアチニンクリアランス	22

▶ に

肉眼的血尿	1
尿細管・間質性腎炎	65
尿酸管理	90
尿試験紙	2
尿蛋白・クレアチニン比	18
尿中 α_1 ミクログロブリン	18
尿中 β_2 ミクログロブリン	18
尿中 KIM-1	19
尿中 L-FABP	19
尿中 NAG	19
尿中 NGAL	19
尿沈渣	3, 19
尿定性検査（試験紙法）	17
尿毒症性口臭	48
尿毒素	47, 48
尿の泡立ち	6
妊娠高血圧症候群	15
妊娠中毒症	15

▶ ね

ネフローゼ症候群	44, 61

▶ の

脳動脈瘤	60

▶ ひ

微小変化型ネフローゼ症候群	62
非ステロイド性抗炎症薬	93
泌尿器科専門医	74
菲薄基底膜病	16

▶ ふ

ファストフード	79
フェリチン	38
腹部単純 X 線撮影	42
ブドウ糖尿	6, 7
フルクトサミン	34
フレイル	76

▶ へ

ヘマトクリット	38
ヘモグロビン	38
ヘモグロビン尿	1
変形赤血球	20
ベンスジョーンズ蛋白	18

▶ ほ

乏尿	45
補正 Ca 濃度	35
補体 C3・C4	31

▶ ま

膜性腎症	63
末期腎不全	9
慢性腎炎症候群	43
慢性腎臓病	43, 46
慢性腎不全	47

▶ み

ミオグロビン尿	1

▶ む

無酸素運動	84
無尿	45

▶ め

メタボリックシンドローム	40
免疫グロブリン	30

▶ や

薬剤性腎障害	67

▶ ゆ

有酸素運動	84

▶ よ

ヨード造影剤	95

▶ り

良性腎硬化症	9, 56
良性反復性血尿	16
両側腎皮質壊死	8

▶ る

ループス腎炎	5

▶ れ

レジスタンス運動	84
レニン・アンジオテンシン（RA）系 抑制薬	93

▶ A〜G

ACE 阻害薬	93
Alport 症候群	16
ARB	93
A 群 β 溶連菌抗原	27
Base Excess（BE）	26
Ca	35
Ca・P 管理	91
Cl	24
DPP-4 阻害薬	89
Fabry 病	16
GBM（glomerular basement membrane）	28

▶ H〜N

HbA1c	34
HIF-PH 阻害薬	91
IgA	30
IgA 血管炎	5
IgA 腎症	52
IgA 腎症 Oxford 分類 （MESTC 分類）	55
IgA 腎症分類第 3 版	54
IgD	30
IgE	30
IgG	30
IgM	30
K	24

Kussmaul 大呼吸   48
Mg   36
Na   24
N-アセチール-β-D
   グルコサミニダーゼ   19

▶ P～Z

P   36
red eye   50
SGLT 2 阻害薬   89
UA（uric acid）   29
Zn   37

必携！ 外来での腎臓病診療アプローチ ⓒ

発　行　2021 年 9 月 20 日　1 版 1 刷

著　者　富野 康日己

発行者　株式会社　中外医学社
　　　　代表取締役　青　木　　　滋

　　　　〒 162-0805　東京都新宿区矢来町 62
　　　　電　　話　(03) 3268-2701 (代)
　　　　振替口座　00190-1-98814 番

印刷・製本 / 三和印刷(株)　　　＜ MS・MU ＞
ISBN978-4-498-22476-6　　　Printed in Japan